NCCN Guidelines for Patients®

Le guide indispensable pour les personnes confrontées au cancer.

Élaboré à partir des recommandations thérapeutiques des plus grands spécialistes en cancérologie.

Décrit les traitements anticancéreux de qualité proposés dans les centres de lutte contre le cancer à la pointe de la technologie.

Révisé et mis à jour chaque année.

Saviez-vous que les meilleurs centres de lutte contre le cancer des États-Unis travaillent ensemble pour améliorer la prise en charge du cancer ? Cette alliance de centres de lutte contre le cancer de premier plan s'appelle le National Comprehensive Cancer Network® (NCCN®).

La prise en charge du cancer étant en constante évolution, le NCCN élabore et met fréquemment à jour des recommandations fondées sur des données probantes utilisées par les professionnels de santé du monde entier. Ces recommandations constituent les NCCN Clinical Practice Guidelines in Oncology (NCCN Guidelines®).

Les NCCN Guidelines for Patients expliquent clairement les recommandations de ces spécialistes, afin que vous puissiez discuter avec votre équipe soignante des traitements les mieux adaptés à votre cas.

Ces NCCN Guidelines for Patients sont basées sur les NCCN Guidelines® pour le dépistage du cancer du poumon, version 1.2026 — 16 septembre 2025.

Consulter gratuitement en ligne les NCCN Guidelines for Patients : NCCN.org/patientguidelines

Trouver un centre de lutte contre le cancer du NCCN près de chez vous : NCCN.org/cancercenters

Découvrir comment sont élaborées les NCCN Guidelines for Patients : NCCN.org/patient-guidelines-process

Retrouvez-nous sur les réseaux

@NCCNorg @NCCNVideo NCCN @NCCNorg

AF800791

Soutiens

NATIONAL COMPREHENSIVE CANCER NETWORK®
NCCN FOUNDATION
Guiding Treatment. Changing Lives.

Les NCCN Guidelines for Patients sont financées par la NCCN Foundation®

La NCCN Foundation tient à exprimer sa reconnaissance aux entreprises suivantes, qui ont contribué à la mise à disposition de ces NCCN Guidelines for Patients : AstraZeneca et Lilly.

Le NCCN adapte, met à jour et héberge de manière indépendante les NCCN Guidelines for Patients. Les entreprises qui nous soutiennent ne participent pas à l'élaboration des NCCN Guidelines for Patients et ne sont pas responsables du contenu ni des recommandations qui y figurent.

Pour faire un don,
rendez-vous sur le site
NCCNFoundation.org/Donate

Pour en savoir plus,
rendez-vous sur le site
NCCN.org/patientguidelines
ou envoyez un e-mail à l'adresse
PatientGuidelines@NCCN.org

Table des matières

©2026 National Comprehensive Cancer Network, Inc. Tous droits réservés.

Les NCCN Guidelines for Patients et ces illustrations ne peuvent être reproduites sous quelque forme que ce soit sans l'autorisation écrite expresse du NCCN. Personne, pas même un médecin ou un patient, ne peut utiliser les NCCN Guidelines for Patients à des fins commerciales et ne peut prétendre, affirmer ou insinuer que des NCCN Guidelines for Patients qui ont été modifiées de quelque manière que ce soit sont dérivées, inspirées, liées ou issues des NCCN Guidelines for Patients. Les NCCN Guidelines sont en constante évolution et sont susceptibles d'être redéfinies dès lors que de nouvelles données significatives sont disponibles. Le NCCN n'offre aucune garantie de quelque nature que ce soit concernant leur contenu, leur utilisation ou leur application et décline toute responsabilité quant à leur application ou leur utilisation de quelque manière que ce soit.

La NCCN Foundation vise à soutenir les millions de patients concernés par un diagnostic de cancer ainsi que leurs proches, en finançant et en distribuant les NCCN Guidelines for Patients. La NCCN Foundation s'engage également à faire progresser les traitements contre le cancer en finançant les médecins prometteurs américains, qui sont au cœur de l'innovation dans la recherche contre le cancer. Pour plus de détails et pour accéder au catalogue complet des ressources destinées aux patients et aux aidants, rendez-vous sur NCCN.org/patients.

National Comprehensive Cancer Network (NCCN) et NCCN Foundation
3025 Chemical Road, Suite 100, Plymouth Meeting, PA 19462, États-Unis

1

À propos du dépistage du cancer du poumon

Pour les personnes à risque de développer un cancer du poumon, un dépistage régulier peut aider à détecter le cancer du poumon à un stade précoce, lorsqu'il est plus facile à traiter. À ce stade, les chances de guérison du cancer du poumon grâce à un traitement sont les plus élevées. Ce guide fournit des informations sur les facteurs de risque de cancer du poumon et les tests de dépistage afin de vous aider à faire des choix éclairés en collaboration avec votre équipe soignante.

Qu'est-ce que le dépistage du cancer du poumon ?

Les tests de dépistage du cancer du poumon permettent de rechercher régulièrement les signes d'un cancer du poumon. L'objectif est de détecter le cancer du poumon à un stade précoce, avant l'apparition des symptômes. C'est à ce stade que le traitement donnera les meilleurs résultats.

Qu'est-ce que le cancer du poumon ?

Le cancer du poumon survient lorsque le cycle naturel des cellules pulmonaires est perturbé. Il apparaît lorsque les cellules pulmonaires présentent des modifications génétiques qui leur permettent de se multiplier et de se développer de manière incontrôlée. Ces cellules anormales peuvent remplacer les cellules normales du poumon. Les cellules pulmonaires cancéreuses peuvent également se propager du poumon vers d'autres parties du corps.

Le cancer du poumon est responsable de plus de décès que tout autre cancer. Ce nombre élevé de décès est en partie dû au fait que le cancer du poumon n'est détecté qu'à un stade avancé. Le dépistage peut aider à détecter le cancer du poumon à un stade précoce, lorsque les chances de guérison sont plus élevées.

Dois-je effectuer un dépistage du cancer du poumon ?

Ce sont vos risques de développer un cancer du poumon qui déterminent la nécessité du dépistage. Les spécialistes recommandent le dépistage du cancer du poumon uniquement aux personnes présentant un risque accru. Par conséquent, la plupart des gens en sont dispensés. Lisez le Chapitre 2 pour savoir si vous présentez un risque accru de cancer du poumon. Ce chapitre présente également d'autres facteurs à prendre en compte pour déterminer la nécessité de réaliser un programme de dépistage du cancer du poumon.

Comment le dépistage du cancer du poumon est-il effectué ?

Le dépistage du cancer du poumon est effectué à l'aide d'un examen d'imagerie qui permet d'obtenir des clichés de l'intérieur de votre thorax. Le Chapitre 3 décrit le premier examen et l'aspect visuel du cancer du poumon sur les clichés.

Un radiologue examinera les images et un programme sera établi pour les prochaines étapes du dépistage. Pour certaines personnes, le prochain examen de dépistage aura lieu un an plus tard, tandis que pour d'autres, il aura lieu plus tôt, en fonction des résultats obtenus. Les recommandations concernant les étapes suivantes sont détaillées dans les Chapitres 4 à 6.

Si votre équipe suspecte un cancer du poumon, le tissu pulmonaire anormal sera prélevé et analysé. L'analyse des tissus pour le cancer du poumon est abordée au Chapitre 7.

Comment puis-je bénéficier des meilleurs soins ?

Défendez vos intérêts. Vous avez un rôle important à jouer dans votre prise en charge. De nombreuses personnes se sentent plus satisfaites lorsqu'elles participent activement à la prise de décision relative au dépistage du cancer.

Les NCCN Guidelines for Patients vous aideront à renforcer votre implication en matière de soins. Discutez des recommandations présentées dans ce guide avec votre équipe soignante. Posez des questions sur les options qui s'offrent à vous et faites part de vos objectifs et de vos préoccupations.

Vous ne savez pas quoi demander ? Vous n'êtes pas seul(e). C'est pour cette raison que nous incluons des suggestions de questions à poser à la fin des chapitres.

Poursuivez votre lecture pour trouver les soins le mieux adaptés à votre situation.

Comment ce guide peut-il vous aider ?

La prise de décisions concernant la prise en charge du cancer est source de stress. Il y a beaucoup à apprendre et vous ne savez pas ce que l'avenir vous réserve.

Utilisez ce guide pour obtenir les informations et le soutien dont vous avez besoin.

Les patients, les médecins et les autres professionnels de santé font confiance aux NCCN Guidelines for Patients. Ce guide utilise un langage clair et accessible pour expliquer les recommandations actuelles en matière de soins contre le cancer formulées par des spécialistes réputés dans ce domaine. Leurs recommandations s'appuient sur les dernières recherches et les pratiques des meilleurs centres de lutte contre le cancer.

Votre santé vous est propre, tout comme devrait l'être la prise en charge de votre cancer.
En lisant ce guide, vous découvrirez les traitements susceptibles de vous donner les meilleurs résultats. Vous serez ainsi mieux à même de discuter avec votre équipe soignante.

2

Décider de commencer le dépistage du cancer du poumon

Certaines personnes sont plus susceptibles que d'autres de développer un cancer du poumon. Les personnes présentant un risque accru auraient tout intérêt à participer à un programme de dépistage du cancer du poumon. Poursuivez votre lecture pour savoir si le dépistage du cancer du poumon est indiqué dans votre cas.

Dans ce chapitre, vous trouverez des informations sur les facteurs de risque du cancer du poumon. Vous apprendrez également comment les équipes soignantes déterminent qui présente un risque accru et qui présente un risque réduit de développer un cancer du poumon. Les risques et les bénéfices du dépistage du cancer du poumon seront abordés.

Facteurs de risque du cancer du poumon

Le risque correspond à la probabilité de développer un cancer du poumon. Tout le monde présente un certain risque de cancer du poumon. Cependant, certaines personnes y sont plus exposées que d'autres. Les facteurs qui augmentent le risque de cancer du poumon peuvent être liés :

- à la santé et au mode de vie ;
- à l'environnement, notamment à l'air respiré ;
- à des caractères héréditaires (biologiques) transmis des parents aux enfants par les gènes. Les gènes dictent aux cellules de votre corps ce qu'elles doivent devenir et ce qu'elles doivent faire.

Votre équipe de soins primaires évaluera la présence de facteurs de risque connus de cancer du poumon en vous posant des questions sur les sujets de santé énumérés dans le **Guide 1**.

Guide 1 **Sujets permettant d'évaluer votre risque de cancer du poumon**
Antécédents de tabagisme
Exposition au radon
Exposition à l'amiante et à d'autres agents cancérigènes
Antécédents personnels de cancer
Radiothérapie thoracique antérieure
Antécédents familiaux de cancer du poumon chez des parents biologiques du premier degré (parents, enfants, frères et sœurs)
Antécédents de BPCO (bronchopneumopathie chronique obstructive) ou de fibrose pulmonaire
Tabagisme passif

Tabagisme

Le tabagisme est le principal facteur de risque de cancer du poumon.

Les personnes qui n’ont jamais fumé ont moins de risques de développer un cancer du poumon que celles qui ont fumé.

Pour évaluer votre risque, votre équipe soignante vous posera les questions suivantes :

- Combien de cigarettes fum(i)ez-vous par jour ?
- Depuis combien d’années fumez-vous ? / Combien d’années avez-vous fumé ?
- Depuis combien de temps avez-vous arrêté de fumer ?

N’oubliez pas :

- Si vous ne fumez pas, il est important que vous ne commenciez pas maintenant.
- Si vous fumez, votre équipe soignante peut vous offrir un soutien et des ressources pour vous aider à fumer moins ou à arrêter de fumer. Votre risque de développer un cancer du poumon diminue si vous arrêtez de fumer.
- Si vous avez fumé par le passé et que vous avez arrêté, votre équipe soignante peut vous apporter un soutien pour vous aider à ne pas recommencer.
- Le dépistage du cancer du poumon ne doit pas remplacer l’arrêt du tabac.

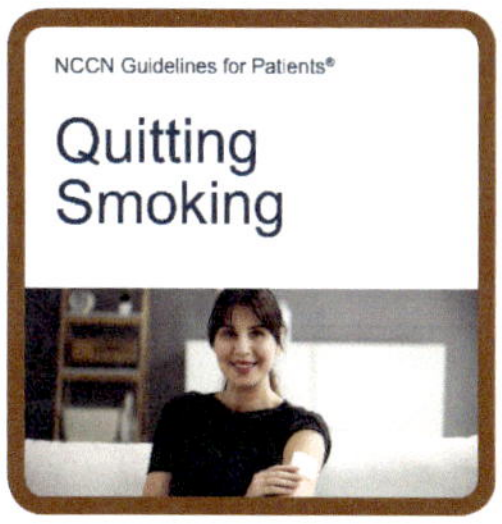

Si vous fumez, faites-vous aider pour arrêter

Arrêter de fumer réduira votre risque de développer un cancer du poumon. Pour en savoir plus sur les stratégies pour arrêter de fumer, consultez les *NCCN Guidelines for Patients : Arrêter de fumer,* disponibles sur NCCN.org/patientguidelines.

Pour obtenir de l’aide en ligne, consultez les sites Web suivants :

- SmokeFree.gov
- CDC.gov/tobacco

Exposition au radon

Le radon est un gaz radioactif présent dans la nature qui peut provoquer un cancer du poumon. Il est émis par le sol ou les roches et peut pénétrer dans les bâtiments et les habitations. Le radon est invisible et inodore, mais des tests permettent de le détecter.

Les personnes exposées au radon ne présentent pas de symptômes immédiats. Cependant, l’inhalation de radon à long terme dans vos poumons est très dangereuse.

Des concentrations élevées de radon ont été détectées dans certains logements aux États-Unis. L’Agence de protection de l’environnement (*Environmental Protection Agency*, EPA) propose des cartes indiquant les zones exposées au radon et des documents justificatifs par État à l’adresse suivante : epa.gov/radon/epa-maps-radon-zones-and-supporting-documents-state.

Autres agents cancérigènes

Outre le radon, d'autres agents sont susceptibles d'endommager les poumons, notamment :

- Arsenic, béryllium, cadmium, chrome, nickel et uranium
- Amiante
- Fumée de charbon, suie, silice et émanations de gasoil

Antécédents personnels de cancer

Vous avez également un risque accru de développer un cancer du poumon si vous avez présenté l'une des pathologies suivantes :

- Lymphome
- Cancer du sein
- Cancer de la tête et du cou
- Autre cancer lié au tabac (comme un cancer de la vessie, du rein ou du foie)

Les informations relatives à la santé dans votre famille peuvent évoluer. Informez votre équipe soignante de tout changement concernant votre santé ou vos antécédents familiaux.

Radiothérapie thoracique

Si vous avez déjà suivi un traitement par radiothérapie au niveau du thorax, vous présentez un risque accru de développer un cancer du poumon.

Antécédents familiaux de cancer du poumon

Vous présentez un risque accru de cancer du poumon si un membre de votre famille proche (parent biologique) a eu un cancer du poumon. Les membres dits « proches » sont les parents, les frères et sœurs ou les enfants.

Le dépistage du cancer du poumon s'adresse uniquement aux personnes présentant un risque accru de développer un cancer du poumon. C'est à vous et à votre équipe soignante de décider si le dépistage est indiqué dans votre cas.

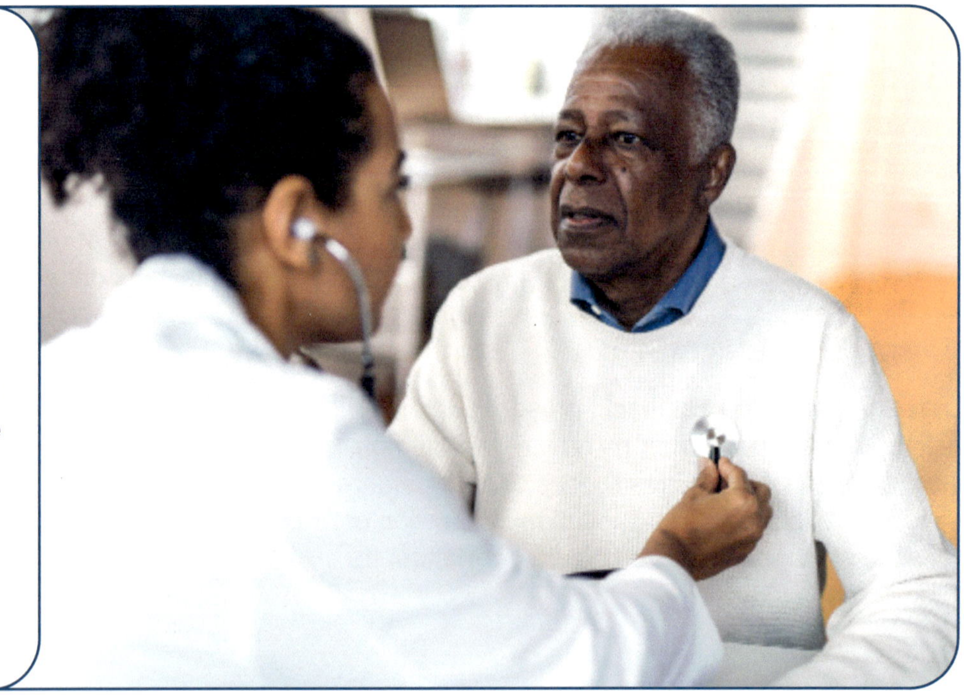

Antécédents de maladie pulmonaire

Des antécédents de bronchopneumopathie chronique obstructive (BPCO) ou de fibrose pulmonaire augmentent votre risque de cancer du poumon. Le terme « chronique » indique une situation qui dure depuis longtemps. Les lésions et l'inflammation chroniques dans vos poumons augmentent le risque de cancer du poumon.

Tabagisme passif

Le tabagisme passif désigne l'exposition à la fumée exhalée par une tierce personne qui fume. Il comprend également l'exposition à la fumée dégagée par la combustion des cigarettes, cigares ou pipes.

Le dépistage du cancer du poumon n'est pas recommandé pour les personnes dont le **seul** facteur de risque est le tabagisme passif.

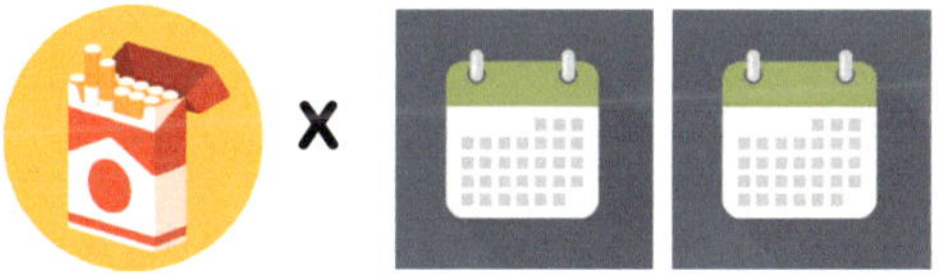

Nombre de paquets par jour x années de tabagisme = nombre de paquets-années

Exemple :
1,5 paquet par jour x 30 ans = 45 paquets-années

Déterminer votre niveau de risque

Votre équipe soignante recommandera ou non un dépistage du cancer du poumon sur la base d'une évaluation du risque prenant en compte vos facteurs de risque de cancer du poumon et votre état de santé général, ainsi que d'autres problèmes de santé graves éventuels.

Le NCCN recommande le dépistage du cancer du poumon en fonction du groupe de risque. Il existe 2 groupes de risque : **risque réduit** et **risque accru**. Ces groupes de risque sont décrits dans les sections suivantes.

Les groupes de risque du NCCN sont déterminés en fonction de l'âge et des antécédents de tabagisme, mais les autres facteurs de risque décrits plus haut dans ce chapitre peuvent également être évoqués avec votre équipe soignante.

Raisons justifiant la non-recommandation du dépistage du cancer du poumon

Vous présentez un risque réduit

Le dépistage du cancer du poumon n'est pas recommandé pour les personnes présentant un risque réduit.

Les personnes sont considérées comme présentant un risque réduit si elles :

- sont âgées de 49 ans ou moins ;
- ont des antécédents de tabagisme de moins de 20 **paquets-années** ou ont moins de 20 ans d'antécédents de tabagisme.

Un **paquet-année** correspond au nombre de paquets de cigarettes fumés par jour multiplié par le nombre d'années de tabagisme.

Vous présentez des symptômes de cancer, des antécédents de cancer du poumon ou d'autres problèmes de santé

Autres raisons justifiant la non-recommandation du dépistage du cancer du poumon :

- Vous présentez des symptômes de cancer du poumon. Le dépistage est un outil utilisé pour la détection précoce **avant** l'apparition des symptômes du cancer du poumon. **Si vous présentez des symptômes de cancer du poumon**, discutez des prochaines étapes avec votre équipe soignante.
- Vous avez **déjà eu un cancer du poumon** par le passé. Les personnes déjà traitées pour un cancer du poumon sont surveillées pour détecter une récidive du cancer du poumon (retour du cancer) ou l'apparition d'un nouveau cancer. Cette surveillance diffère du dépistage du cancer chez les personnes n'ayant jamais eu de cancer du poumon.
- Votre condition physique et votre état de santé général ne vous permettraient probablement pas de supporter un traitement contre le cancer du poumon.
- Vous êtes en fin de vie.

Raisons justifiant la recommandation du dépistage du cancer du poumon

Vous présentez un risque accru

Le dépistage est généralement recommandé pour les personnes présentant un risque accru de cancer du poumon.

Les personnes qui fument ou qui ont fumé sont considérées comme présentant un risque accru si elles sont âgées de 50 ans ou plus et :

Si vous avez des antécédents de tabagisme et que vous avez 50 ans ou plus, vous présentez probablement un risque accru de cancer du poumon.

- ont un historique de tabagisme de 20 **paquets-années** ou plus ;
- ou ont fumé des cigarettes pendant au moins 20 ans.

Autres éléments pouvant influer sur la décision de commencer le dépistage

- Discutez des bénéfices et des risques du dépistage du cancer du poumon avec votre équipe soignante afin de juger de la pertinence d'un tel dépistage pour vous. Il existe également des outils d'aide à la décision pour vous aider à peser le pour et le contre.
- Votre équipe soignante peut utiliser d'autres outils d'évaluation du risque en plus des groupes de risque du NCCN pour recommander ou non le dépistage du cancer du poumon.
- Les recherches suggèrent que le dépistage est opportun jusqu'à l'âge de 77 ans. Toutefois, les personnes âgées de 77 ans et plus peuvent commencer (ou poursuivre) un programme de dépistage si elles n'ont pas d'autres problèmes de santé qui les empêcheraient de suivre un traitement visant à guérir le cancer du poumon.
- Décider d'entamer un programme de dépistage du cancer du poumon peut s'avérer angoissant. De nombreux éléments sont à prendre en considération. Pour en savoir plus

sur la gestion de la détresse psychologique, consultez les *NCCN Guidelines for Patients : Détresse psychologique et prise en charge du cancer*.

Risques et bénéfices du dépistage du cancer du poumon

Le fait de dépister uniquement les personnes présentant un risque accru de développer un cancer du poumon permet d'éviter les examens superflus. Il est important que vous et votre équipe soignante partagiez les informations, évaluiez les risques et les bénéfices du dépistage et conveniez d'un programme adapté à votre situation.

Les **risques** connus du dépistage du cancer du poumon sont les suivants :

- Les tests de dépistage peuvent détecter des zones atypiques (anomalies) qui évoquent un cancer mais qui n'en sont pas. Cette erreur s'appelle un **faux positif**. En cas de faux positif, vous pourriez subir des examens liés au cancer, tels qu'une biopsie, pour apprendre finalement que vous n'avez pas de cancer.
- **Faux négatif**. Dans ce cas, les tests de dépistage ne détectent pas le cancer du poumon, et vous découvririez plus tard que vous en êtes atteint(e).
- Exposition aux rayonnements
- Anxiété face aux résultats de l'examen

Les **bénéfices** connus du dépistage du cancer du poumon sont les suivants :

- Le dépistage permet une **détection plus précoce** du cancer du poumon, ce qui conduit à un traitement plus susceptible d'être efficace.
- Parfois, le dépistage peut aider à **diagnostiquer d'autres problèmes de santé**, tels que d'autres maladies pulmonaires, cardiaques ou cancers, qui n'ont pas causé de symptômes. Des mesures peuvent alors être prises pour traiter ces problèmes.
- Le dépistage peut aider à **réduire** l'anxiété si vous présentez un risque accru et que le cancer du poumon vous inquiète.

Points clés

- Certaines personnes sont plus susceptibles que d'autres de développer un cancer du poumon.
- Votre équipe soignante peut évaluer votre risque de développer un cancer du poumon.
- En fonction de votre âge et de vos antécédents de tabagisme, vous pouvez présenter un risque réduit ou accru de développer un cancer du poumon.
- Outre le tabagisme, certaines maladies pulmonaires, certains cancers et vos antécédents familiaux peuvent également augmenter votre risque.
- Le NCCN recommande le dépistage du cancer du poumon pour les personnes présentant un risque accru et qui pourraient tirer profit d'un programme de dépistage du cancer du poumon.
- Les risques liés au dépistage du cancer du poumon comprennent les faux positifs et les faux négatifs, ainsi que l'exposition aux rayonnements.
- Les bénéfices du dépistage du cancer du poumon comprennent une détection plus précoce, lorsque le traitement est plus susceptible d'être efficace.

Questions à poser

- Quel est mon risque de développer un cancer du poumon ?
- Dois-je commencer le dépistage du cancer du poumon ?
- Les risques liés au dépistage peuvent-ils être réduits ?
- Comment puis-je obtenir de l'aide pour arrêter de fumer ?
- Puis-je réduire mon risque de développer un cancer du poumon ?

Et ensuite ?

Dans le chapitre suivant, vous découvrirez les examens d'imagerie et d'autres tests intégrés parfois au programme de dépistage du cancer du poumon. Vous apprendrez également ce que sont les nodules pulmonaires et leur lien avec le cancer.

3

Passer le premier examen de dépistage

Une tomodensitométrie à faible dose (TDMFD) est recommandée pour le dépistage du cancer du poumon. Les TDMFD permettent de détecter des zones ou des taches de tissu anormal dans les poumons. Certaines de ces taches sont appelées nodules. Certains nodules sont dus à un cancer du poumon.

Ce chapitre explique comment le cancer du poumon peut être détecté précocement grâce à l'imagerie. Les nodules pulmonaires présentent différentes caractéristiques. Certaines caractéristiques indiquent qu'ils sont plus susceptibles d'être cancéreux.

Dépistage par TDMFD

La tomodensitométrie à faible dose (TDMFD) est un type d'imagerie utilisé pour aider à détecter le cancer du poumon à un stade précoce. L'imagerie consiste à prendre des clichés de l'intérieur de votre corps. Un radiologue, médecin spécialisé dans l'interprétation des images, rédigera un compte-rendu et l'enverra à votre équipe soignante.

La TDMFD est recommandée comme premier examen dans le cadre d'un programme de dépistage du cancer du poumon. L'examen ne dure que quelques minutes.

Les radiographies thoraciques ne sont pas recommandées pour le dépistage du cancer du poumon. Une radiographie est un examen qui utilise de faibles quantités de rayonnements pour obtenir des clichés de l'intérieur du corps. Les radiographies ne sont pas recommandées car elles :

- ne fournissent pas autant de détails qu'une TDM ;
- ne détectent pas de manière fiable un cancer du poumon à un stade précoce.

Pour comprendre la TDMFD, il est utile de savoir d'abord ce qu'est une TDM à dose standard et comment fonctionne cet examen d'imagerie. Une TDMFD est presque identique à une TDM à dose standard.

Scanner

Un scanner (tomodensitomètre) est un grand appareil doté d'un tunnel en son centre. Pendant l'examen, vous êtes allongé(e) sur le dos, sur une table qui se déplace lentement à travers le tunnel.

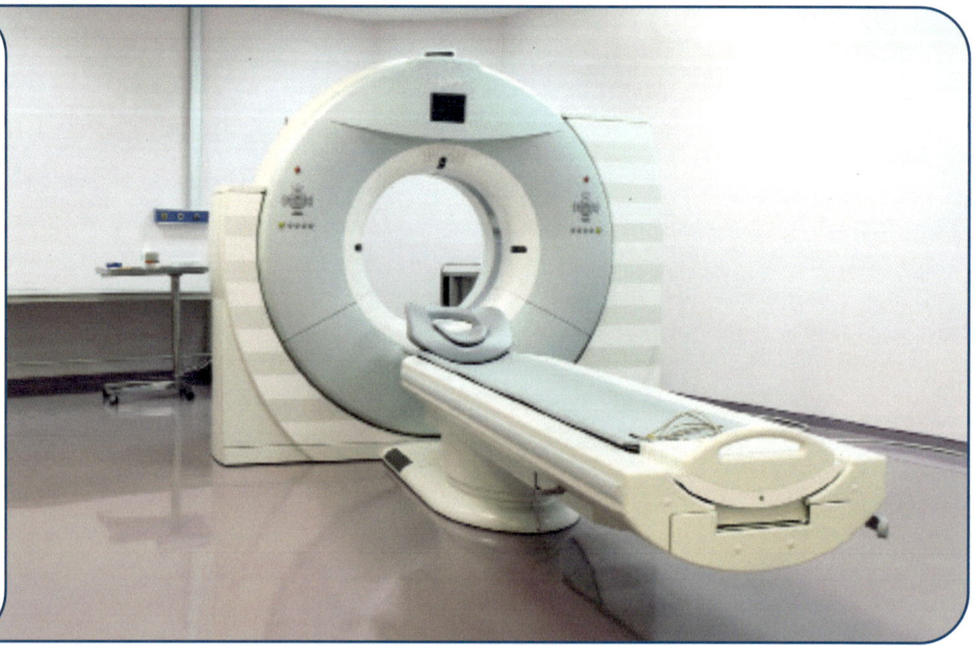

La principale différence réside dans le fait que la quantité de rayonnements utilisée est beaucoup plus faible pour la TDMFD que pour la TDM à dose standard.

TDM

La TDM à dose standard est souvent simplement appelée « scanner ». Elle est parfois appelée « TDM (à visée) diagnostique ».

La tomodensitométrie (TDM) utilise des rayons X et la technologie informatique pour prendre des clichés de l'intérieur du corps. Le scanner (tomodensitomètre) prend de nombreuses radiographies de la même partie du corps sous différents angles. La quantité de rayonnements utilisée est supérieure à celle des radiographies classiques, mais reste faible. Toutes les images sont combinées pour former une série d'images en coupe transversale de votre thorax.

Les **TDM thoraciques** à dose standard **peuvent** faire partie d'un programme de dépistage du cancer du poumon si la TDMFD est anormale.

Un produit de contraste administré dans une veine de votre bras est parfois utilisé avec la TDM à dose standard pour améliorer les clichés de l'intérieur du corps. Ces produits sont des substances qui permettent de rehausser les images des organes et des structures du corps. Le produit de contraste est utilisé pour aider à déterminer si les structures sont normales ou anormales. Ce produit est éliminé dans les urines après l'examen.

Analyse des images thoraciques

Un radiologue examinera les images de votre thorax. Ces images aident les médecins à vérifier la santé de vos poumons et de vos voies respiratoires.

Que sont les poumons ?

Les poumons sont deux organes situés dans la cage thoracique. Ce sont les principaux organes des voies respiratoires inférieures, qui font partie du système respiratoire.

Le système respiratoire nous aide à absorber l'oxygène dont notre corps a besoin et à éliminer le dioxyde de carbone :

- Lorsque nous inspirons, l'air pénètre dans les voies respiratoires où il est filtré par les poumons et l'oxygène passe dans le sang.
- Lorsque nous expirons, le dioxyde de carbone est libéré et évacué par les voies respiratoires.

Le système respiratoire inférieur comprend les voies respiratoires et les poumons :

- La **trachée** est un conduit qui relie le larynx aux bronches souches.
- Les **bronches** sont 2 grands conduits respiratoires. Il y a une bronche souche pour chaque poumon. Les bronches relient la trachée aux poumons.
- Les **bronchioles** sont de petits conduits qui partent des bronches souches à l'intérieur des poumons.
- Les **alvéoles** sont de petits sacs d'air situés à l'extrémité des bronchioles. C'est ici que l'oxygène est transféré dans votre sang.

L'illustration à la page suivante représente les voies respiratoires et les poumons.

Poumons et voies respiratoires

Vos poumons constituent la partie principale des voies respiratoires inférieures.

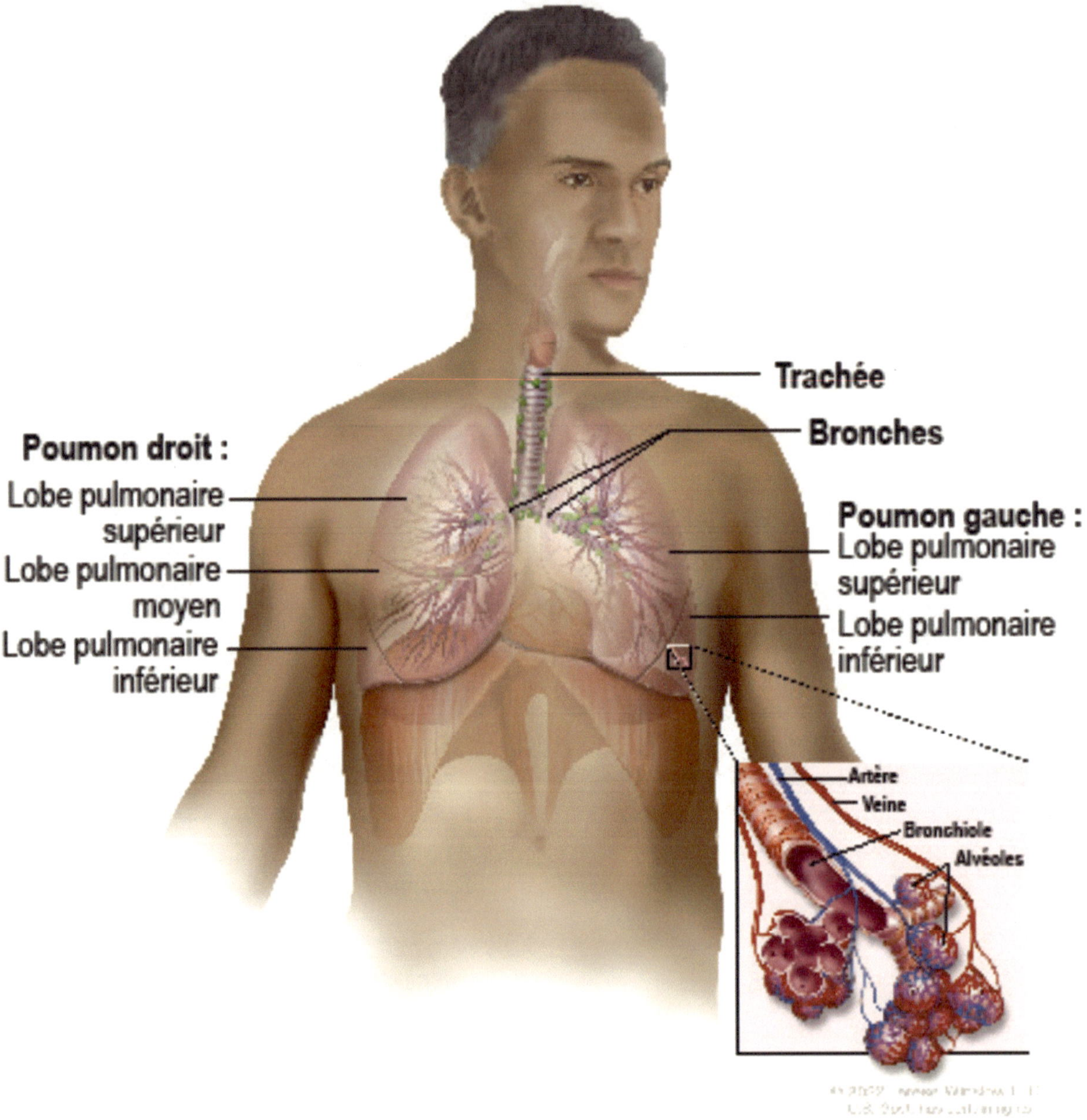

Que sont les nodules pulmonaires ?

Les nodules pulmonaires sont de petites zones de tissu anormal qui semblent plus fermes que le tissu pulmonaire normal. Un nodule peut atteindre 30 millimètres (mm) d'épaisseur. Si une zone de tissu anormal mesure plus de 30 mm, elle constitue une masse.

Un nodule pulmonaire :

- peut avoir de nombreuses causes (certaines sont expliquées dans la section suivante) ;
- peut être un signe de cancer.

Voici quelques informations supplémentaires à propos des nodules pulmonaires :

- Le radiologue recherchera des nodules pulmonaires sur la TDMFD. Un ou plusieurs nodules pulmonaires peuvent être détectés.
- Les types des nodules observés sur les images TDMFD, déterminés en fonction de leurs caractéristiques, aident à définir la ou les prochaines étapes de votre programme de dépistage. Ces caractéristiques sont décrites dans les sections suivantes.
- Si **aucun** nodule pulmonaire n'est visible, votre équipe soignante conclura que vous **n'avez pas** de cancer du poumon à ce jour. Pour les prochaines étapes, reportez-vous au **Guide 3**.

Les nodules pulmonaires ne sont pas tous causés par un cancer

Il est important de savoir que de nombreux nodules pulmonaires ne sont pas dus à un cancer du poumon. Certains nodules sont causés par :

- du calcium ou de la graisse (ces nodules ont un aspect différent des nodules cancéreux sur une TDMFD) ;
- une infection ou une inflammation (actuelle ou passée) ;
- d'autres affections ou maladies.

Nodule pulmonaire

Un nodule pulmonaire (entouré sur l'illustration) est un petit amas de tissu anormal dans le poumon. De nombreuses personnes ont des nodules pulmonaires. La plupart ne sont pas cancéreux. Lorsque des nodules sont détectés par imagerie, d'autres examens pourront être réalisés pour évaluer s'ils sont cancéreux.

Ce document est soumis à une licence Creative Commons Attribution-ShareAlike 3.0 Unported License. https://commons.wikimedia.org/wiki/File:CT-Low-Dose-1.25-Lung-Calcified-Nodule.jpg

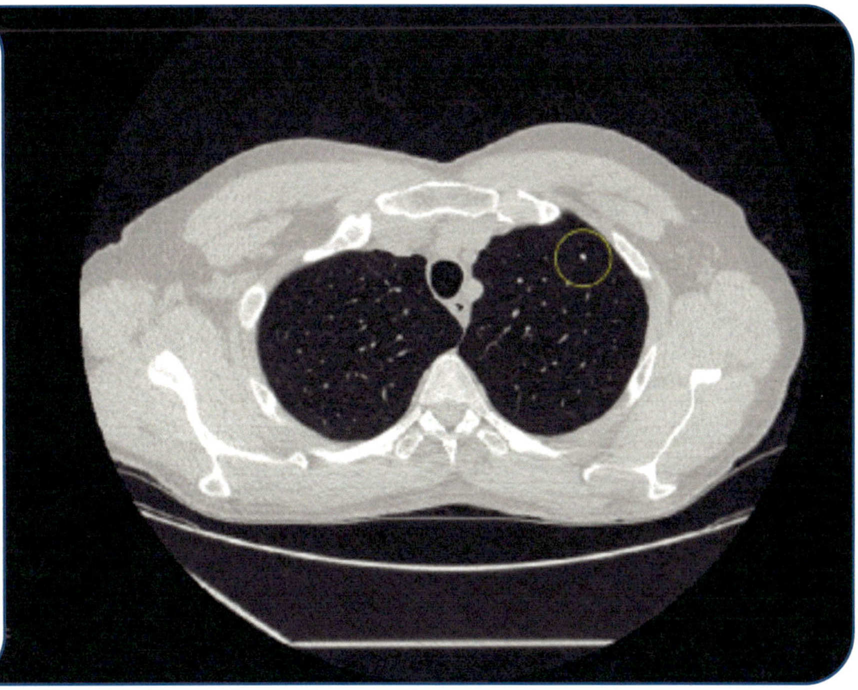

Le choix des étapes suivantes du programme de dépistage dépend en partie des caractéristiques du nodule, à savoir s'il correspond à l'un des types mentionnés précédemment. La marche à suivre en présence de l'un de ces autres types de nodules pulmonaires est expliquée plus loin dans ce chapitre, dans la section *Si la première TDMFD ne suggère pas la présence d'un cancer du poumon*.

Un nodule qui grossit très rapidement d'une TDM à l'autre est probablement dû à une inflammation ou à une infection. Il peut également être lié à un cancer autre que le cancer du poumon. Les nodules qui grossissent plus lentement **peuvent** être des cancers.

Caractéristiques des nodules pulmonaires et cancer

Les nodules causés par un cancer peuvent présenter des caractéristiques spécifiques. Ils peuvent :

- avoir des bords irréguliers et une forme bosselée ou hérissée (non lisse) ;
- se développer plus rapidement et être plus gros que les nodules non cancéreux.

Si un nodule pulmonaire est nouveau ou a changé de taille, de forme, de densité ou d'aspect, des examens complémentaires peuvent être recommandés.

Taille, densité et changements du nodule

Les décisions concernant les étapes suivantes sont prises, en partie, sur la base des éléments suivants :

- La taille et la densité du nodule.
- La stabilité ou l'augmentation de la taille du nodule au fil du temps, ainsi que la rapidité de sa croissance.

La **taille** des nodules est mesurée en mm (millimètres), arrondie au nombre entier le plus proche. La plupart des nodules détectés sur les TDMFD sont petits.

La **densité** correspond au caractère solide ou non d'un nodule. La densité est mesurée en fonction de

À quoi correspondent les tailles de 6 mm, 8 mm, 15 mm et 20 mm ?

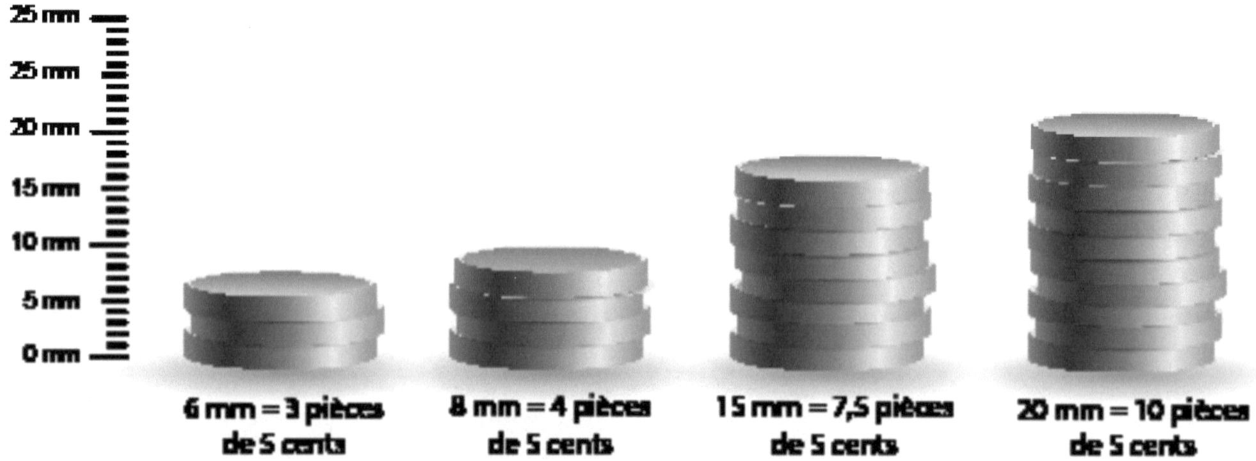

l'aspect solide ou flou d'un nodule sur les clichés de TDMFD. Un nodule solide a une densité plus élevée qu'un nodule flou.

Les nodules pulmonaires sont divisés en 3 groupes en fonction de leur densité. Ils peuvent être décrits comme solides, non solides ou partiellement solides (mixtes). Pour plus d'informations sur ces 3 types de nodules, consultez le **Guide 2**.

Les **changements** de taille, de densité ou d'aspect du nodule sur l'image TDMFD peuvent justifier des examens plus fréquents pour suivre ces changements.

Si vous avez des questions concernant un nodule détecté sur votre image TDMFD ou le risque que ce nodule soit cancéreux, parlez-en à votre équipe soignante.

Il est important de connaître les prochaines étapes de votre programme de dépistage du cancer du poumon.

Guide 2
Densité des nodules

 **Nodules solides**	Les nodules solides sont très denses.
 **Nodules non solides**	• Les nodules non solides ont une faible densité. • Ils ont un aspect flou ou brumeux sur l'imagerie. • Ils sont également appelés nodules « en verre dépoli » en raison de leur apparence floue.
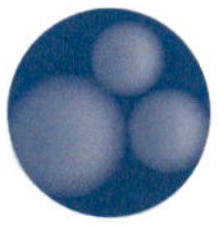 **Nodules partiellement solides (nodules mixtes)**	Les nodules partiellement solides comportent à la fois des zones solides (très denses) et non solides (de faible densité).

Si la première TDMFD ne suggère pas la présence d'un cancer du poumon

La première TDMFD peut ne détecter aucun nodule pulmonaire. Elle peut également révéler des nodules qui semblent bénins (qui ne sont pas causés par un cancer du poumon) ou très peu susceptibles d'être cancéreux. Les recommandations de dépistage du NCCN basées sur ces résultats sont décrites dans le **Guide 3**.

Les nodules bénins qui apparaissent sur une TDMFD peuvent contenir du calcium ou de la graisse.

Programme de dépistage en l'absence de nodule ou de signe de cancer du poumon

Un dépistage annuel par TDMFD est recommandé si vous n'avez pas de nodule pulmonaire, ou si vous avez un nodule qui semble bénin, ou en raison de certains autres résultats anormaux qui ne sont probablement pas dus à une infection ou une inflammation.

La TDMFD sera effectuée une fois tous les 12 mois tant que les conditions suivantes sont réunies :

- Il n'y a aucun signe de cancer du poumon.
- Votre condition physique et votre état de santé général vous permettent de supporter un traitement curatif en cas de découverte d'un cancer du poumon.

La date de l'examen annuel peut être modifiée si vous avez passé une TDM à dose standard pour une autre raison entre les deux TDMFD de dépistage annuelles.

Programme de dépistage en présence de nodules probablement causés par une infection ou une inflammation

Si vous présentez une infection ou une inflammation pulmonaire, les experts du NCCN recommandent une TDMFD de suivi dans un délai de 1 à 3 mois. Après cet examen, les recommandations pour le prochain examen sont les suivantes :

- Si le nodule a disparu, procéder au dépistage annuel.
- Si la taille du nodule diminue, effectuer une nouvelle TDMFD de suivi 3 à 6 mois plus tard.

Guide 3
Étapes suivantes en l'absence de suspicion de cancer du poumon sur la base de la première TDMFD

Une TDMFD est recommandée au bout de 12 mois	• Si aucun nodule pulmonaire n'est détecté. • Si les nodules sont bénins ou s'il est très improbable qu'ils soient cancéreux.
Une TDMFD est recommandée au bout de 1 à 3 mois	Si un nodule semble avoir une autre origine telle qu'une infection ou une inflammation.

- Si le nodule reste stable ou grossit, consulter les recommandations de dépistage de suivi présentées dans les chapitres suivants.

Si la première TDMFD suggère la présence d'un cancer du poumon

La TDMFD initiale peut révéler un nodule pulmonaire qui semble être un cancer du poumon.

Il existe 3 façons de traiter ces nodules, en fonction des caractéristiques des nodules expliquées précédemment dans ce chapitre. Vous pouvez :

- poursuivre les TDMFD en suivant les recommandations qui seront expliquées plus loin dans ce guide ;
- passer un autre type de scanner pour en savoir plus sur les résultats anormaux de la TDMFD ;
  - Une **TDM du thorax** à dose standard avec produit de contraste permet d'obtenir une image plus précise du nodule que la TDMFD. Elle peut également révéler des zones préoccupantes au niveau des ganglions lymphatiques.
  - **TEP/TDM au FDG.** L'imagerie **TEP/TDM** est une tomographie par émission de positons (TEP) combinée à une tomodensitométrie (TDM). Le fluorodésoxyglucose (FDG) est un radiotraceur injecté dans une veine avant la TEP, qui s'accumule principalement dans certaines cellules, comme les cellules cancéreuses. Le traceur fait apparaître les cellules cancéreuses plus brillantes sur les images. La TEP/TDM au FDG peut détecter un cancer (et d'autres anomalies) dans d'autres parties du corps, mais peut ne pas être utile pour un nodule dont la partie solide est inférieure à 8 mm.
- Effectuer une **biopsie** pour prélever des cellules du tissu anormal à des fins d'analyse. L'analyse des tissus est le seul moyen de confirmer la présence d'un cancer. Les biopsies sont expliquées plus en détail au *Chapitre 7 : Tests de dépistage du cancer du poumon*.

Équipe soignante pour le dépistage du cancer du poumon

Le NCCN recommande une équipe multidisciplinaire pour la prise en charge des nodules pulmonaires. Ces médecins sont formés dans différents domaines liés à vos soins de santé. Ils mettront en œuvre un programme de soins. Votre équipe comprendra :

- un **radiologue thoracique**, spécialiste de l'interprétation des clichés pour les maladies pulmonaires ;

La fréquence des TDMFD de suivi dépend de vos facteurs de risque de cancer du poumon et des résultats de vos TDMFD précédentes.

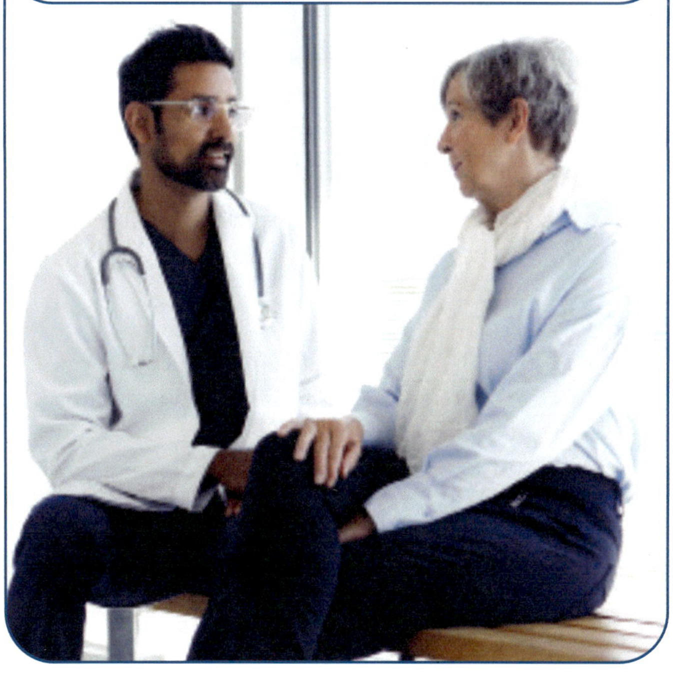

- un **pneumologue**, spécialiste des maladies pulmonaires ;
- un **chirurgien thoracique**, spécialiste des interventions chirurgicales au niveau du thorax.

Votre équipe peut également comprendre :

- un **anatomopathologiste**, spécialiste des tissus et des cellules, qui confirme l'existence d'un cancer ;
- des **oncologues**, qui traitent le cancer ;
- un **radiologue interventionnel**, qui interprète les examens d'imagerie et utilise des outils guidés par imagerie pour réaliser des techniques de diagnostic ou de traitement du cancer et d'autres pathologies.

Votre équipe de dépistage du cancer du poumon peut :

- décider qu'un nodule pulmonaire peut être cancéreux en fonction de vos facteurs de risque et de l'aspect du nodule sur les examens d'imagerie ;
- programmer le prochain examen de dépistage ou de suivi en fonction du nodule, comme indiqué dans les Chapitres 4 à 6 ;
- déterminer la meilleure façon de confirmer qu'un nodule correspond à un cancer du poumon, comme décrit au *Chapitre 7 : Tests de dépistage du cancer du poumon*.

Points clés

- Le dépistage du cancer du poumon commence par une tomodensitométrie à faible dose (TDMFD).
- Les nodules pulmonaires sont de petits amas de tissu pulmonaire anormal, dont certains sont dus à un cancer.
- Un dépistage annuel par TDMFD est recommandé si aucun nodule ou aucun signe de cancer du poumon n'est détecté lors du premier examen.
- Une TDMFD de suivi est recommandée lorsqu'un nodule semble être causé par une infection ou une inflammation.
- Une équipe multidisciplinaire pour le dépistage du cancer du poumon comprend des radiologues, des pneumologues et d'autres spécialistes.

Questions à poser

- Comment puis-je obtenir les résultats de ma première TDMFD ?
- Des nodules ont-ils été détectés dans mes poumons ?
- Quelles sont les prochaines étapes de mon programme de dépistage ?
- Pouvez-vous m'aider à programmer mon prochain examen et m'envoyer un rappel ?

Et ensuite ?

Si un nodule pulmonaire solide est détecté lors de votre première TDMFD ou de votre TDMFD de suivi, vous pouvez consulter le chapitre suivant pour connaître les prochaines étapes. Pour plus d'informations sur la prise en charge des nodules non solides, consultez le *Chapitre 5 : Prochaines étapes de la prise en charge en cas de nodule pulmonaire non solide*. Si un nodule partiellement solide est détecté, vous pouvez en savoir plus dans le *Chapitre 6 : Prochaines étapes de la prise en charge en cas de nodule pulmonaire partiellement solide*.

4

Prochaines étapes de la prise en charge en cas de nodule pulmonaire solide

Ce chapitre décrit les recommandations du NCCN pour le dépistage du cancer du poumon si un nodule pulmonaire solide est détecté lors de votre première tomodensitométrie à faible dose (TDMFD) ou lors d'une TDMFD de suivi.

Nodule pulmonaire solide lors de la première TDMFD

Si un nodule pulmonaire solide est détecté lors de votre première tomodensitométrie à faible dose (TDMFD), les étapes à suivre dépendent de la taille du nodule.

Les nodules dans les poumons sont très fréquents. Les nodules situés dans les bronches (les principales voies respiratoires menant aux poumons) sont beaucoup moins fréquents et sont traités différemment des nodules situés dans le reste des voies respiratoires.

Les recommandations de dépistage pour les nodules solides détectés lors de la première TDMFD sont résumées dans le **Guide 4**.

En général, les petits nodules pulmonaires qui ne se trouvent pas dans une bronche sont surveillés par des TDMFD successives. Les nodules plus gros peuvent être examinés à l'aide d'une imagerie plus précise ou faire l'objet d'une biopsie.

Guide 4
Nodule solide : recommandations basées sur la première TDMFD

Si le nodule mesure moins de 6 mm	Vous passerez une TDMFD chaque année.
Si le nodule mesure entre 6 mm et 8 mm	Votre prochaine TDMFD aura lieu dans 6 mois.
Si le nodule mesure entre 8 mm et 15 mm	Vous pourrez passer l'un des examens suivants : • TDMFD dans 3 mois • TEP/TDM au FDG immédiatement
Si le nodule mesure 15 mm ou plus	Vous pouvez passer un ou plusieurs des examens suivants maintenant : • TDM du thorax avec produit de contraste • TEP/TDM au FDG • Biopsie
En cas de nodule endobronchique	Vous passerez une autre TDMFD dans un délai de 1 mois au maximum. Si le nodule est toujours présent, une biopsie est recommandée.

Petits nodules

Un dépistage annuel est recommandé si le nodule mesure moins de 6 mm.

- Une TDMFD sera programmée 12 mois après le premier examen, puis tous les 12 mois, sauf si le nodule évolue ou si le dépistage n'est plus utile.
- La fréquence des examens annuels peut être réajustée si vous passez une TDM à dose standard.

Si le nodule mesure entre 6 mm et 8 mm, vous passerez une TDMFD de suivi dans 6 mois. Ces nodules plus gros doivent être davantage surveillés que les nodules de moins de 6 mm.

Les étapes suivantes après la TDMFD annuelle et de suivi sont expliquées plus loin dans ce chapitre.

Gros nodules

Après la première TDMFD, les nodules mesurant entre 8 mm et 15 mm peuvent faire l'objet d'un nouveau dépistage par TDMFD au bout de 3 mois. Une deuxième option consiste à passer dès maintenant une TEP/TDM au fluorodésoxyglucose (FDG).

L'imagerie TEP/TDM est une tomographie par émission de positons (TEP) combinée à une tomodensitométrie (TDM). Un radiotraceur (FDG) est injecté dans le sang avant la TEP et se concentre principalement dans les cellules cancéreuses. Le traceur fait apparaître les cellules cancéreuses plus brillantes sur les images. La TEP/TDM au FDG permet de détecter le cancer, même en petites quantités, et fournit une image de la majeure partie du corps, mais peut ne pas être utile pour un nodule dont la partie solide est inférieure à 8 mm.

L'étape suivante pour les nodules de 15 mm ou plus consiste à effectuer une TDM du thorax à dose standard avec produit de contraste, une TEP/TDM au FDG, une biopsie ou une combinaison de ces interventions.

Après la TDM du thorax ou la TEP/TDM au FDG, le dépistage par TDMFD reprendra dans 3 mois si votre équipe ne soupçonne pas sérieusement la présence d'un cancer du poumon. Si votre équipe soupçonne sérieusement un cancer du poumon, des tissus seront prélevés dans vos poumons et analysés.

Pour en savoir plus sur le prélèvement de tissu pour le dépistage du cancer, consultez le *Chapitre 7 : Tests de dépistage du cancer du poumon*.

Nodule solide dans une bronche lors de la première TDMFD

Un nodule solide est endobronchique lorsqu'il est situé à l'intérieur de l'une des deux bronches. Si tel est le cas, vous passerez une autre TDMFD moins d'un mois plus tard :

- La TDMFD de suivi effectuée 1 mois plus tard permet de déterminer si l'excroissance observée lors de la première TDMFD n'est constituée que de glaires ou s'il s'agit d'un véritable nodule.
- Les glaires sont des sécrétions épaisses qui s'accumulent dans les poumons et provoquent la toux. Juste avant votre TDMFD, le manipulateur vous demandera de tousser avec force pour aider à éliminer les glaires.
- Si le nodule n'a pas disparu lors du dépistage de suivi, vous subirez une biopsie. Pour en savoir plus sur la biopsie, consultez le *Chapitre 7 : Tests de dépistage du cancer du poumon*.

Nodule solide lors d'une TDMFD ultérieure

Votre équipe soignante comparera les résultats de tous vos examens afin de décider de la suite de votre programme de dépistage. Les recommandations sont basées sur la présence d'un nouveau nodule ou sur les changements survenus dans le nodule détecté lors de la première TDMFD.

Le calendrier de dépistage des nodules solides précédemment détectés lors d'une TDMFD de suivi ou annuelle est présenté dans le **Guide 5**.

Nodule précédemment détecté

- Si le nodule n'a pas évolué, vous passerez probablement une autre TDMFD dans 12 mois si le nodule mesure jusqu'à 8 mm, ou dans 6 mois si le nodule mesure entre 8 mm et 15 mm. Pour un nodule de 15 mm ou plus, votre prochaine TDMFD aura lieu dans 6 mois ou vous passerez une TEP/TDM dès maintenant.
- Si le nodule a grossi et mesure moins de 8 mm, vous passerez une TDMFD dans 3 mois. Lorsque le nodule atteint 8 mm ou plus, vous passerez d'autres examens, tels qu'une TDM du thorax avec produit de contraste ou une TEP/TDM au FDG, afin de rechercher un cancer.

Après la TDM du thorax ou la TEP/TDM au FDG, le dépistage par TDMFD reprendra dans 3 mois, sauf si votre équipe soupçonne sérieusement la présence d'un cancer du poumon. Si votre équipe soupçonne sérieusement un cancer du poumon, des tissus seront prélevés dans vos poumons et analysés.

Pour en savoir plus sur le prélèvement de tissu pour le dépistage du cancer, consultez le *Chapitre 7 : Tests de dépistage du cancer du poumon*.

Guide 5
Nodule solide : recommandations basées sur la TDMFD de suivi ou annuelle

Si le nodule existant ne présente aucun changement lors de la TDMFD de suivi ou annuelle	Si le nodule mesure moins de 8 mm, vous passerez une TDMFD chaque année.
	Si le nodule mesure entre 8 mm et 15 mm, votre prochaine TDMFD aura lieu dans 6 mois. Ensuite, s'il n'évolue pas, vous passerez des TDMFD chaque année.
	Si le nodule mesure 15 mm ou plus, vous passerez l'un des examens suivants : • TDMFD dans 6 mois • TEP/TDM au FDG immédiatement
Si le nodule existant a grossi de plus de 1,5 mm	Si le nodule mesure moins de 8 mm, votre prochaine TDMFD aura lieu dans 3 mois.
	Si le nodule mesure 8 mm ou plus, vous passerez l'un des examens suivants, ou les deux : • TDM du thorax avec produit de contraste • TEP/TDM au FDG

Nouveau nodule

Le dépistage d'un nouveau nodule solide détecté lors d'une TDMFD de suivi ou annuelle est présenté dans le **Guide 6**.

Si un nouveau nodule solide est détecté lors d'une TDMFD de suivi ou annuelle, vous passerez probablement une autre TDMFD. Un gros nodule est examiné plus tôt qu'un petit nodule. Votre prochaine TDM aura lieu dans :

- 12 mois si le nodule mesure moins de 4 mm ;
- 6 mois si le nodule mesure entre 4 mm et 6 mm ;
- 3 mois si le nodule mesure entre 6 mm et 8 mm.

Pour un nodule de 8 mm ou plus, d'autres examens, tels que la TDM du thorax ou la TEP/TDM au FDG, sont utilisés pour rechercher un cancer. Si des tests de dépistage du cancer sont nécessaires après ces examens, découvrez comment le tissu est prélevé pour être analysé au *Chapitre 7 : Tests de dépistage du cancer du poumon*.

Guide 6
Nodule solide : recommandations en cas de nouveau nodule lors de la TDMFD de suivi ou annuelle

Si le nodule mesure moins de 4 mm	Vous passerez une TDMFD chaque année.
Si le nodule mesure entre 4 mm et 6 mm	Votre prochaine TDMFD aura lieu dans 6 mois.
Si le nodule mesure entre 6 mm et 8 mm	Votre prochaine TDMFD aura lieu dans 3 mois.
Si le nodule mesure 8 mm ou plus	Vous passerez l'un des examens suivants (ou les deux) : • TDM du thorax avec produit de contraste • TEP/TDM

Points clés

- Les étapes qui suivent la découverte d'un nodule pulmonaire solide lors de votre première tomodensitométrie à faible dose (TDMFD) dépendent de la taille du nodule et de son emplacement (bronche ou une autre voie respiratoire).
- S'ils ne sont pas situés dans une bronche, les petits nodules sont généralement réévalués à l'aide d'une autre TDMFD. Les gros nodules sont souvent évalués à l'aide d'une TDM du thorax, d'une TEP/TDM au FDG ou d'une biopsie.
- Un nodule situé à l'intérieur d'une bronche est examiné dans un délai d'un mois afin de déterminer s'il s'agit simplement de glaires ou d'un véritable nodule.
- Après la TDMFD de suivi ou annuelle, la suite dépend de la présence d'un nouveau nodule ou d'une modification du nodule précédemment détecté. Les soins de suivi peuvent inclure une autre TDMFD, une TDM ou une TEP/TDM au FDG. En cas de suspicion de cancer, une biopsie est nécessaire.

Questions à poser

- Quels sont les résultats de mes examens ?
- Quelles sont les prochaines étapes de mon programme de dépistage ?
- Pouvez-vous m'aider à programmer mon prochain rendez-vous et m'envoyer un rappel ?
- Mon assurance prendra-t-elle en charge mes examens d'imagerie ?
- Que puis-je faire si j'ai besoin d'aide pour le transport ?

Et ensuite ?

Il est courant de se poser d'autres questions sur le dépistage du cancer du poumon. Pour savoir où trouver les réponses à vos questions, consultez le *Chapitre 8 : Autres ressources*.

5

Prochaine étapes de la prise en charge en cas de nodule pulmonaire non solide

Ce chapitre décrit les recommandations du NCCN pour le dépistage du cancer du poumon si un nodule pulmonaire non solide est détecté lors de votre première tomodensitométrie à faible dose (TDMFD) ou lors d'une TDMFD de suivi ou annuelle.

Nodule pulmonaire non solide lors de la première TDMFD

Les nodules non solides nécessitent généralement un suivi moins fréquent que les nodules solides. Un dépistage annuel est recommandé si le nodule mesure moins de 20 mm. Vous continuerez à passer un dépistage chaque année jusqu'à ce qu'il ne soit plus utile ou que le nodule évolue.

La fréquence des examens annuels peut être réajustée si vous passez une TDM à dose standard.

Si le nodule mesure 20 mm ou plus, vous passerez une tomodensitométrie à faible dose (TDMFD) de suivi dans 6 mois. Ces nodules doivent être surveillés plus étroitement que les nodules plus petits.

Vous pouvez découvrir ce à quoi vous attendre si un nodule non solide est détecté lors de votre première TDMFD dans le **Guide 7**.

Les étapes suivantes après la TDMFD annuelle et de suivi sont expliquées ci-après.

Guide 7
Nodule non solide : recommandations basées sur la première TDMFD

Si le nodule mesure moins de 20 mm	Vous passerez une TDMFD chaque année.
Si le nodule mesure 20 mm ou plus	Vous passerez votre prochaine TDMFD dans 6 mois.

Nodule non solide lors d'une TDMFD ultérieure

Votre équipe soignante comparera les résultats de tous vos examens afin de décider de la suite de votre programme de dépistage. Les recommandations diffèrent s'il s'agit d'un nouveau nodule ou s'il a été détecté lors d'un examen antérieur. Les recommandations sont résumées dans le **Guide 8**.

Nodule précédemment détecté

Si le nodule n'a pas grossi, vous passerez une TDMFD chaque année (annuellement).

Si un nodule en croissance est inférieur à 20 mm, votre prochaine TDMFD aura lieu dans 6 mois. Si le nodule mesure 20 mm ou plus, vous et votre équipe soignante déciderez s'il est préférable de passer une TDMFD dans 6 mois ou de prélever du tissu pour un test de dépistage du cancer. Pour en savoir plus sur les tests de dépistage du cancer, consultez le *Chapitre 7 : Tests de dépistage du cancer du poumon*.

Nouveau nodule

S'il y a un nouveau nodule non solide de moins de 20 mm, votre prochaine TDMFD aura lieu dans 12 mois. Si le nouveau nodule mesure 20 mm ou plus, la prochaine TDMFD aura lieu dans 6 mois. Si le nodule n'a pas changé au bout de 6 mois, vous passerez une TDMFD tous les 12 mois.

Si le nouveau nodule est entièrement solide, consultez le *Chapitre 4 : Étapes suivantes de la prise en charge en cas de nodule solide.* S'il y a un nouveau nodule avec une partie solide, consultez le *Chapitre 6 : Étapes suivantes de la prise en charge en cas de nodule partiellement solide.*

Guide 8
Nodule non solide : recommandations basées sur la TDMFD de suivi ou annuelle

Si le nodule existant ne grossit pas	Vous passerez une TDMFD chaque année.
Si le nodule existant a grossi de plus de 1,5 mm	Si le nodule mesure moins de 20 mm, vous passerez votre prochaine TDMFD dans 6 mois. S'il mesure 20 mm ou plus, vous passerez l'un des examens suivants : • Votre prochaine TDMFD aura lieu dans 6 mois • Votre équipe soignante peut décider qu'il est préférable de procéder à une biopsie • Excision chirurgicale
Si un nouveau nodule est détecté	Si le nodule mesure moins de 20 mm, vous passerez une TDMFD chaque année. Si le nodule est supérieur ou égal à 20 mm, la prochaine TDMFD aura lieu dans 6 mois.

Points clés

- Le programme de dépistage d'un nodule non solide est basé sur la taille du nodule (moins de 20 mm ou 20 mm ou plus).
- Pour les nodules plus petits détectés lors de la première tomodensitométrie à faible dose (TDMFD), un dépistage annuel est mis en place. Si un nodule plus gros est détecté, la TDMFD est répétée plus tôt afin de rechercher des signes de cancer.
- Lors de la TDMFD de suivi ou annuelle, les étapes suivantes pour un nodule non solide dépendent de la présence d'un nouveau nodule ou du fait que le nodule précédemment détecté est resté stable ou a grossi.
- Lors du suivi, la plupart des personnes passent une autre TDMFD. Les personnes présentant des nodules volumineux en croissance peuvent passer une autre TDMFD ou un test de dépistage du cancer.

Questions à poser

- Quels sont les résultats de mes examens ?
- Quelles sont les prochaines étapes de mon programme de dépistage si les nodules restent identiques ou ont évolué ?
- Pouvez-vous m'aider à programmer mon prochain rendez-vous et m'envoyer un rappel ?
- Mon assurance prendra-t-elle en charge mes examens d'imagerie ?
- Que puis-je faire si j'ai besoin d'aide pour le transport ?

Et ensuite ?

Il est courant de se poser d'autres questions sur le dépistage du cancer du poumon. Pour savoir où trouver les réponses à vos questions, consultez le *Chapitre 8 : Autres ressources*.

6

Prochaines étapes de la prise en charge en cas de nodule pulmonaire partiellement solide

Dans ce chapitre, vous découvrirez les prochaines étapes du programme de dépistage du cancer du poumon si un nodule pulmonaire partiellement solide est détecté lors de votre première tomodensitométrie à faible dose (TDMFD) ou lors d'une TDMFD de suivi. Un nodule partiellement solide contient une ou plusieurs zones plus solides que le reste du nodule.

Nodule pulmonaire partiellement solide lors de la première TDMFD

Si un nodule partiellement solide est détecté lors de votre première tomodensitométrie à faible dose (TDMFD), la suite du traitement dépendra à la fois de la taille :

- du nodule entier ;
- de la partie solide du nodule.

S'il y a plusieurs nodules partiellement solides, la prise en charge est établie en fonction du plus gros nodule.

Vous pouvez découvrir ce à quoi vous attendre si un nodule partiellement solide est détecté lors de votre première TDMFD dans le **Guide 9**.

Nodules avec de petites parties solides

Un dépistage annuel est recommandé si le nodule mesure moins de 6 mm.

- Une TDMFD sera programmée 12 mois après le premier examen, puis tous les 12 mois,

Guide 9
Nodule partiellement solide (nodule mixte) : recommandations basées sur la première TDMFD

Si le nodule mesure moins de 6 mm	Vous passerez une TDMFD chaque année.
Si le nodule mesure 6 mm ou plus avec une partie solide mesurant jusqu'à 6 mm	Votre prochaine TDMFD aura lieu dans 6 mois.
Si le nodule mesure 6 mm ou plus avec une partie solide mesurant entre 6 mm et 8 mm	Vous pourrez passer l'un des examens suivants : • TDMFD dans 3 mois • TEP/TDM au FDG immédiatement
Si la partie solide du nodule mesure 8 mm ou plus	Vous pouvez passer un ou plusieurs des examens suivants maintenant : • TDM du thorax avec produit de contraste • TEP/TDM au FDG

sauf si le nodule évolue ou si le dépistage n'est plus utile.

- La fréquence des examens annuels peut être réajustée si vous passez une TDM à dose standard.

Si le nodule mesure 6 mm ou plus et comporte une partie solide de moins de 6 mm, vous passerez une TDMFD de suivi dans 6 mois. Ces nodules doivent être davantage surveillés que les nodules de moins de 6 mm.

Les étapes suivantes après la TDMFD annuelle et de suivi sont expliquées plus loin dans ce chapitre.

Nodules avec de grandes parties solides

Après la première TDMFD, les nodules de 6 mm ou plus avec une partie solide de 6 mm à 8 mm peuvent faire l'objet d'un nouveau dépistage dans les 3 mois à l'aide d'une TDMFD. Une deuxième option consiste à passer dès maintenant une TEP/TDM au fluorodésoxyglucose (FDG).

L'imagerie TEP/TDM est une tomographie par émission de positons (TEP) combinée à une tomodensitométrie (TDM). Un radiotraceur, le FDG, est injecté dans le sang avant la TEP et s'accumule dans certaines cellules (comme les cellules cancéreuses). Le traceur fait apparaître les cellules cancéreuses plus brillantes sur les images. La TEP/TDM au FDG permet de détecter le cancer, même en petites quantités, et fournit une image de la majeure partie du corps, mais peut ne pas être utile pour un nodule dont la partie solide est inférieure à 8 mm.

L'étape suivante pour les nodules dont la partie solide mesure 8 mm ou plus consiste à passer une TDM du thorax à dose standard avec produit de contraste, une TEP/TDM au FDG, ou les deux.

Après la TDM du thorax ou la TEP/TDM au FDG, le dépistage par TDMFD reprendra dans 3 mois, sauf si votre équipe soupçonne sérieusement la présence d'un cancer du poumon.

Si votre équipe soupçonne sérieusement un cancer du poumon, des tissus seront prélevés dans vos poumons et analysés.

Pour en savoir plus sur le prélèvement de tissu pour le dépistage du cancer, consultez le *Chapitre 7 : Tests de dépistage du cancer du poumon*.

Nodule partiellement solide lors d'une TDMFD ultérieure

Votre équipe soignante comparera les résultats de tous vos examens afin de décider de la suite de votre programme de dépistage. Les recommandations sont basées sur la présence de nouveaux nodules ou sur l'évolution des nodules détectés lors de votre première TDMFD ou des TDMFD précédentes.

Si un nouveau nodule partiellement solide mesurant au moins 4 mm et jusqu'à 6 mm est détecté lors de votre TDMFD de suivi ou annuelle, vous passerez une autre TDMFD dans 6 mois.

Les recommandations de dépistage pour les nodules partiellement solides existants basées sur la TDMFD de suivi ou annuelle sont résumées dans le **Guide 10**.

Le nodule n'a pas évolué

Si le nodule détecté lors de votre première TDMFD n'a pas évolué, les étapes suivantes dépendent de la taille du nodule et de la taille de la partie solide. Votre prochain examen sera une TDMFD dans 12 mois si le nodule est :

- inférieur à 6 mm ;
- égal ou supérieur à 6 mm avec une partie solide mesurant jusqu'à 6 mm.

Si le nodule mesure 6 mm ou plus et comporte une partie solide comprise entre 6 et 8 mm, vous pouvez passer une TDMFD dans 6 mois. Si le nodule n'a pas évolué lors de cet examen effectué 6 mois plus tard, vous continuerez le dépistage annuel. Une deuxième option pour les nodules plus gros avec des composants solides de 6 mm à 8 mm consiste à passer une TEP/TDM au FDG dès maintenant.

Après la TEP/TDM au FDG, le dépistage par TDMFD reprendra dans 6 mois, sauf si votre équipe soupçonne sérieusement la présence d'un cancer du poumon. Si votre équipe soupçonne sérieusement un cancer du poumon, des tissus seront prélevés dans vos poumons et analysés.

Pour en savoir plus sur le prélèvement de tissu pour le dépistage du cancer, consultez le *Chapitre 7 : Tests de dépistage du cancer du poumon*.

Le nodule a grossi

Si le nodule détecté lors de la première TDMFD a grossi ou présente une nouvelle partie solide, les étapes suivantes dépendent de la taille du nodule et de la taille de la partie solide :

- Si la partie solide est inférieure à 4 mm, votre prochaine TDMFD de suivi aura lieu dans 3 mois.

Guide 10
Nodule partiellement solide (nodule mixte) : recommandations basées sur la TDMFD de suivi ou annuelle

Si le nodule n'a pas évolué et est petit ou comporte une petite partie solide	Vous passerez une TDMFD chaque année si le nodule est : • inférieur à 6 mm ; • égal ou supérieur à 6 mm avec une partie solide inférieure à 6 mm.
Si le nodule n'a pas évolué et mesure 6 mm ou plus avec une partie solide mesurant entre 6 mm et 8 mm	Vous pourrez passer l'un des examens suivants : • TDMFD dans 6 mois • TEP/TDM au FDG immédiatement
Si la partie solide du nodule a grossi de plus de 1,5 mm	Si le nodule mesure 6 mm ou plus et que la partie solide est inférieure à 4 mm, votre prochaine TDMFD aura lieu dans 3 mois. Si la partie solide du nodule mesure 4 mm ou plus, vous passerez dès maintenant l'un des examens suivants, ou les deux : • TDM du thorax avec produit de contraste • TEP/TDM au FDG

- Si la partie solide mesure 4 mm ou plus, vous passerez une TDM, une TEP/TDM au FDG ou les deux.

Après la TDM du thorax, la TEP/TDM au FDG ou les deux, le dépistage par TDMFD reprendra dans 3 mois, sauf si votre équipe soupçonne sérieusement la présence d'un cancer du poumon. Si votre équipe soupçonne sérieusement un cancer du poumon, des échantillons du nodule seront prélevés dans vos poumons et analysés.

Pour en savoir plus sur le prélèvement de tissu pour le dépistage du cancer, consultez le *Chapitre 7 : Tests de dépistage du cancer du poumon*.

Points clés

- Les nodules partiellement solides contiennent une ou plusieurs zones plus solides que le reste du nodule.
- Les étapes suivantes après la découverte d'un nodule pulmonaire partiellement solide lors de votre première tomodensitométrie à faible dose (TDMFD) dépendent à la fois de la taille du nodule entier et de la taille de la partie solide.
- Les nodules dont la partie solide est plus petite sont généralement réévalués par TDMFD. Les nodules dont la partie solide est plus grande sont souvent évalués par TDM thoracique, TEP/TDM au FDG ou biopsie.
- Lors de la TDMFD de suivi ou annuelle, les étapes suivantes dépendent de l'évolution du nodule, de l'apparition d'un nouveau nodule ou de la croissance du nodule.
- En cas de suspicion de cancer, une biopsie est nécessaire.

Questions à poser

- Quels sont les résultats de mes examens ?
- Quelles sont les prochaines étapes de mon programme de dépistage ?
- Pouvez-vous m'aider à programmer mon prochain rendez-vous et m'envoyer un rappel ?
- Mon assurance prendra-t-elle en charge mes examens d'imagerie ?
- Que puis-je faire si j'ai besoin d'aide pour le transport ?

Et ensuite ?

Il est courant de se poser d'autres questions sur le dépistage du cancer du poumon. Pour savoir où trouver les réponses à vos questions, consultez le *Chapitre 8 : Autres ressources*.

7

Tests de dépistage du cancer du poumon

Dans ce chapitre, vous découvrirez les tests de dépistage du cancer du poumon. Il existe plusieurs façons de prélever du tissu pulmonaire à des fins d'analyse, et le moment idéal pour effectuer ces tests varie d'une personne à l'autre.

Planification des tests de dépistage du cancer

Lorsque votre équipe multidisciplinaire soupçonne un nodule pulmonaire d'être cancéreux, des échantillons doivent être prélevés et analysés. Les principales interventions utilisées sont la biopsie à l'aiguille et la biopsie chirurgicale. Elles seront expliquées plus loin dans les sections suivantes. Votre équipe élaborera un plan pour prélever des échantillons à des fins d'analyse en fonction des éléments suivants :

- La difficulté de l'intervention.
- Le degré de sécurité de l'intervention.
- Le type d'intervention le plus approprié.
- Le moment le plus propice pour effectuer le test de dépistage du cancer.

Calendrier des tests de dépistage du cancer

Le calendrier des tests de dépistage du cancer dépend du type de traitement contre le cancer envisagé et d'autres facteurs. Votre équipe connaît vos options thérapeutiques et vous déciderez ensemble de la méthode de prélèvement d'un échantillon et de la planification du traitement, le cas échéant. Le **traitement principal** du cancer du poumon à un stade précoce est soit :

- une intervention chirurgicale visant à retirer une partie ou la totalité du poumon ; soit,
- une radiothérapie stéréotaxique ablative, qui utilise des rayons pour détruire les cellules cancéreuses.

Dans le cas d'une radiothérapie stéréotaxique ablative, le dépistage est généralement effectué avant le début du traitement.

Si vous faites l'objet d'une intervention chirurgicale, le dépistage du cancer est parfois effectué pendant l'opération. Mais dans certains cas, un échantillon est nécessaire avant le jour de l'opération pour les raisons suivantes :

- Le nodule se trouve au centre du thorax.
- Votre équipe suspecte fortement une maladie autre qu'un cancer du poumon.
- Le dépistage le jour de l'opération serait difficile à réaliser ou dangereux.

Test de dépistage du cancer le jour de l'opération

Le jour de l'opération, la première étape du dépistage du cancer consistera en une biopsie ou en une excision chirurgicale (exérèse). Votre chirurgien en discutera avec vous avant le jour de l'opération. L'excision chirurgicale consiste à retirer l'ensemble du nodule, tandis que la biopsie à l'aiguille consiste à prélever des échantillons de tissu du nodule.

- Votre équipe décidera avant le jour de l'opération du type de biopsie (décrit dans la section suivante) nécessaire. Si un cancer est détecté, une intervention chirurgicale visant à retirer tout le cancer sera effectuée.
- La résection cunéiforme est une méthode d'excision courante. Elle consiste à retirer une petite partie du poumon qui comprend la totalité du nodule. Si le cancer est détecté dans l'échantillon prélevé, une plus grande partie du poumon pourra être retirée.

Types de biopsie

Votre équipe décidera du type de biopsie nécessaire. Ces décisions sont en partie basées sur :

- l'emplacement du nodule ;
- le type de traitement contre le cancer que vous recevrez ;
- le prélèvement d'une quantité suffisante de tissu pour effectuer plusieurs types de tests.

Biopsie à l'aiguille externe

Certaines biopsies sont réalisées à l'aide d'une aiguille insérée à travers la peau et dans le nodule. L'aspiration à l'aiguille fine permet de prélever des cellules du nodule à l'aide d'une aiguille très fine. Une biopsie au trocart est réalisée à l'aide d'une aiguille légèrement plus grosse qui permet de prélever des échantillons plus importants ou des amas de cellules à l'aide d'une aiguille creuse.

Biopsie pendant la bronchoscopie

La bronchoscopie est une intervention qui permet à votre équipe soignante de visualiser l'intérieur de vos voies respiratoires. Elle est parfois utilisée pour biopsier des nodules pulmonaires au centre du thorax, tels que les nodules endobronchiques.

Pendant une bronchoscopie, un dispositif long et fin sera guidé dans votre gorge et dans vos voies respiratoires. À l'extrémité du dispositif se trouvent une petite lumière et une caméra. Votre équipe visualisera les images de la caméra sur un écran. Le dispositif est également équipé d'outils spéciaux permettant de prélever des échantillons de tissus.

Biopsie chirurgicale

Les biopsies chirurgicales consistent à pratiquer une ou plusieurs incisions dans votre thorax afin de prélever des tissus. Grâce à des méthodes mini-invasives, votre chirurgien insérera des dispositifs à travers plusieurs petites incisions afin de visualiser le nodule et de prélever des échantillons. La chirurgie ouverte consiste à prélever des tissus à travers une seule grande incision, mais elle est rarement nécessaire pour une biopsie.

Aspiration à l'aiguille fine

Un échantillon d'un nodule pulmonaire est prélevé à l'aide d'une aiguille.

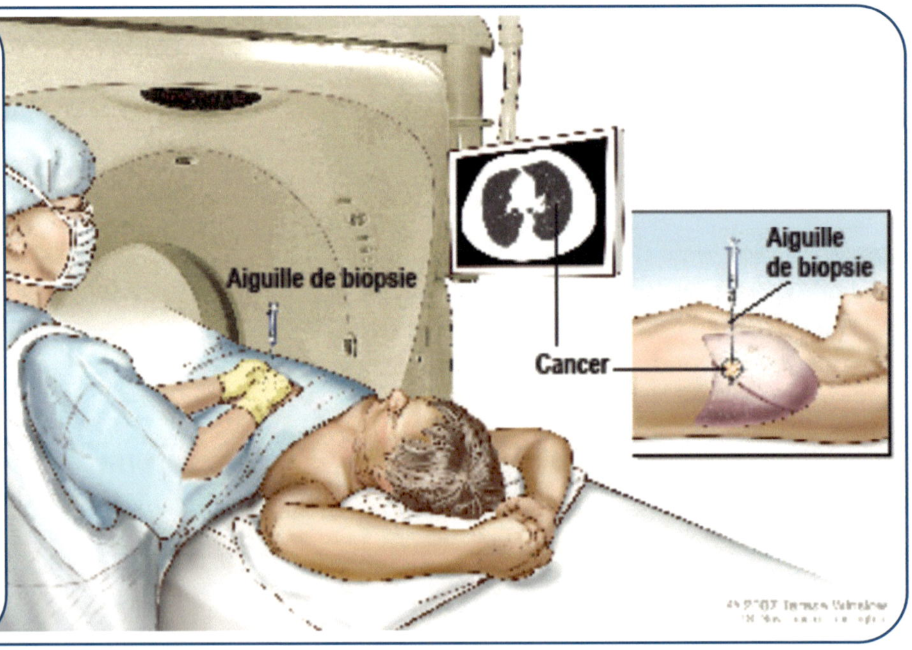

Résultats des tests de dépistage du cancer

Après l'intervention, un anatomopathologiste examinera le tissu prélevé au microscope pour confirmer son caractère non cancéreux (bénin) ou cancéreux (malin). Les résultats de votre biopsie figureront dans un compte-rendu d'anatomopathologie.

Aucun cancer n'est détecté

Si aucun cancer n'est détecté dans l'échantillon ou le tissu chirurgical, un dépistage par tomodensitométrie à faible dose (TDMFD) est recommandé chaque année.

- La TDMFD sera programmée 12 mois après le dernier examen, puis tous les 12 mois tant qu'il n'y a pas de signe de cancer du poumon et que le dépistage est utile.
- La fréquence des examens annuels peut être réajustée si vous passez une TDM à dose standard.

Un cancer est détecté

Si des cellules cancéreuses sont détectées dans l'échantillon de biopsie, votre équipe soignante discutera avec vous des traitements possibles.

Vous pouvez consulter les options thérapeutiques recommandées par les experts du NCCN dans les *NCCN Guidelines for Patients : Cancer du poumon non à petites cellules précoce et localement avancé* et les *NCCN Guidelines for Patients : Cancer bronchique à petites cellules*, disponibles sur NCCN.org/patientguidelines et sur l'application NCCN Patient Guides for Cancer.

Les résultats de la biopsie ne sont pas clairs

Parfois, un échantillon de tissu prélevé lors de la biopsie ne contient pas suffisamment de cellules pour établir la présence ou l'absence d'un cancer. D'autres fois, les cellules anormales détectées ne sont pas nécessairement cancéreuses. Si cela se produit et que votre équipe soignante suspecte le nodule biopsié d'être cancéreux, vous pourrez subir l'un des examens suivants :

- Nouvelle biopsie
- Excision chirurgicale
- TDMFD dans 3 mois

De plus amples informations sur le cancer du poumon sont disponibles sur NCCN.org/patientguidelines et sur l'application NCCN Patient Guides for Cancer.

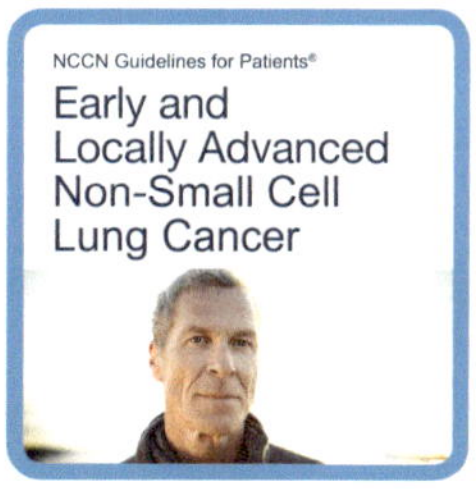

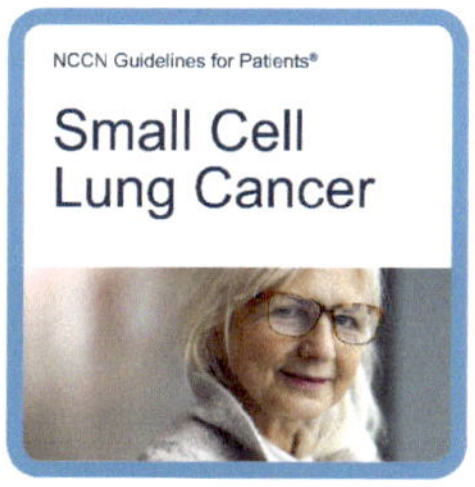

Points clés

- Votre équipe soignante déterminera le type de biopsie (test de dépistage du cancer du poumon) qui vous convient le mieux en fonction de vos besoins.
- Si votre équipe suspecte fortement un cancer du poumon et que vous devez subir une intervention chirurgicale, des échantillons du nodule ou le nodule entier seront prélevés pendant l'opération et analysés.
- Un anatomopathologiste examine les échantillons au microscope afin de déterminer si le tissu est cancéreux (malin) ou non (bénin).
- Si aucun cancer n'est détecté dans le nodule pulmonaire, un dépistage annuel par tomodensitométrie à faible dose (TDMFD) est recommandé.
- Si des cellules cancéreuses sont détectées dans l'échantillon de biopsie, votre équipe soignante discutera avec vous des traitements possibles.
- Il arrive parfois que les résultats de la biopsie ne soient pas clairs. Votre équipe vous indiquera la marche à suivre si elle pense que l'échantillon est susceptible d'être cancéreux.

Questions à poser

- Comment le tissu sera-t-il prélevé dans mon corps pour le test de dépistage du cancer ?
- Pourquoi cette méthode est-elle la meilleure pour moi par rapport aux autres options ?
- Y a-t-il des risques liés au type d'intervention que je vais subir ?
- Quand et où l'intervention sera-t-elle effectuée ?
- Comment vais-je me sentir après l'intervention ?

Et ensuite ?

Il est courant de se poser d'autres questions sur les tests de dépistage du cancer du poumon. Pour savoir où trouver les réponses à vos questions, consultez le *Chapitre 8 : Autres ressources*.

« En tant que survivant(e) du cancer du poumon, j'ai appris l'importance de défendre mes propres intérêts. »

8

Autres ressources

Vous souhaitez en savoir plus ? Voici comment obtenir de l'aide supplémentaire.

Autres informations utiles

Ce guide vous aide à connaître les options possibles afin que vous puissiez prendre des décisions éclairées et améliorer la prise en charge de votre cancer. Mais ce n'est pas la seule ressource à votre disposition.

Demandez autant d'informations et d'aide que vous le souhaitez. De nombreuses personnes souhaitent avoir plus d'informations sur les points suivants :

- Stades et traitement du cancer du poumon
- Gestion de la peur et de l'anxiété liées aux tests de dépistage du cancer du poumon et aux résultats
- Comment expliquer aux proches la décision d'entreprendre un dépistage du cancer du poumon ?
- Que faire en cas de symptômes de cancer du poumon ?
- Comment gérer les facteurs de risque de cancer du poumon liés au mode de vie ?

Autres actions utiles

Votre centre de soins de santé peut vous aider à franchir les prochaines étapes. Il dispose souvent de ressources sur place utiles pour répondre à vos besoins et trouver des réponses à vos questions. Les centres de soins de santé peuvent également vous informer sur les ressources disponibles dans votre communauté.

Outre l'aide de votre équipe soignante, les ressources répertoriées dans la section suivante offrent un soutien à de nombreuses personnes dans votre situation.

Où trouver de l'aide

Parcourez la liste et consultez les sites Web indiqués pour en savoir plus sur ces organisations.

A Breath of Hope Lung Cancer Foundation
abreathofhope.org

American Lung Association
lung.org/lung-health-diseases/lung-disease-lookup/lung-cancer

CancerCare
cancercare.org

Cancer Hope Network
cancerhopenetwork.org

Caring Ambassadors Program, Inc.
lungcancercap.org

Free Me from Lung Cancer
freemefromlungcancer.org

Go2 Foundation for Lung Cancer
go2foundation.org

GRACE
cancergrace.org

Imerman Angels
Imermanangels.org

LiveLung (Dusty Joy Foundation)
dustyjoy.org

Lung Cancer Action Network (LungCAN)
lungcan.org

Lung Cancer Foundation of America
lcfamerica.org

Lung Cancer Research Foundation
lcrf.org

LUNGevity
lungevity.org

Triage Cancer
triagecancer.org

Questions à poser

- À qui puis-je m'adresser pour des questions relatives au logement, à l'alimentation et à d'autres besoins fondamentaux ?
- Quelles sont les aides disponibles en matière de garde d'enfants et de soins à domicile ?
- Comment puis-je entrer en contact avec d'autres personnes et mettre en place un système de soutien ?
- À qui puis-je m'adresser si je ne me sens pas en sécurité chez moi, au travail ou dans mon quartier ?

Mots clés

alvéoles
Petits sacs d'air situés à l'extrémité des bronchioles. L'oxygène est transféré dans votre sang à partir des alvéoles.

anatomopathologiste
Médecin spécialisé dans l'analyse des cellules et des tissus pour dépister des maladies.

bénin
Sans cellules cancéreuses.

biopsie
Intervention visant à prélever des échantillons pour les soumettre à des tests de dépistage de maladies. Il existe différents types de biopsies.

bronche
Chaque poumon possède une bronche, ou voie/conduit respiratoire, qui relie la plus grande voie respiratoire, la trachée, aux poumons.

bronchioles
Plus petites ramifications des voies respiratoires qui transportent l'air vers les poumons et depuis ceux-ci.

bronchopneumopathie chronique obstructive (BPCO)
Maladie pulmonaire qui rend la respiration difficile et qui comprend l'emphysème et la bronchite chronique.

bronchoscopie
Examen effectué à l'aide d'un dispositif long et fin muni d'une minuscule lumière et d'une caméra à son extrémité. Le dispositif est introduit par la trachée dans les voies respiratoires des poumons afin d'examiner ou de prélever des échantillons en vue d'une biopsie.

calcium
Minéral le plus courant dans les tissus de l'organisme. Certains nodules pulmonaires contiennent du calcium sous des formes caractéristiques de maladies qui ne sont pas des cancers, y compris des tumeurs bénignes.

chirurgien thoracique
Médecin spécialisé dans les interventions chirurgicales à l'intérieur du thorax.

dépistage du cancer
Utilisation d'un test pour détecter un cancer avant l'apparition des symptômes.

facteur de risque
Élément qui augmente les risques de développer une maladie.

fibrose pulmonaire
Affection qui endommage les tissus pulmonaires.

gène
Dans les cellules, ensemble d'instructions codées permettant de fabriquer de nouvelles cellules et de contrôler le comportement cellulaire.

imagerie
Examen qui permet de prendre des clichés (images) de l'intérieur du corps.

infection
Maladie causée par des germes.

inflammation
Rougeur, chaleur, douleur et œdème causés par une blessure, une infection ou certaines maladies.

malin
Qui contient des cellules cancéreuses.

nodule en verre dépoli
Ensemble de cellules formant une tache floue sur les poumons.

nodule pulmonaire
Petite zone de tissu pulmonaire anormal, mesurant jusqu'à 3 cm. Un nodule peut être décrit comme solide, non solide ou partiellement solide (mixte).

paquets-années
Nombre de paquets de cigarettes fumés chaque jour multiplié par le nombre d'années de tabagisme.

pneumologue
Médecin spécialisé dans les maladies pulmonaires.

poumons
Paire d'organes constitués de voies respiratoires et de sacs d'air. Le poumon gauche comporte 2 sections appelées lobes. Le poumon droit comporte 3 lobes.

radiologue
Médecin spécialisé dans l'interprétation des examens d'imagerie.

radiologue interventionnel
Médecin qui interprète les examens d'imagerie et utilise des outils guidés par imagerie pour réaliser des techniques mini-invasives de diagnostic ou de traitement du cancer et d'autres pathologies.

radiologue thoracique
Médecin spécialisé dans l'interprétation des examens d'imagerie pour les maladies pulmonaires.

système respiratoire
Ensemble d'organes qui absorbe l'oxygène et élimine le dioxyde de carbone hors de l'organisme.

tabagisme passif
Exposition involontaire à la fumée provenant d'une personne qui exhale de la fumée ou d'un produit du tabac en combustion.

TEP/TDM au FDG
Examen combinant simultanément la tomographie par émission de positons (TEP) et la tomodensitométrie (TDM). Il utilise une petite quantité de FDG (fluorodésoxyglucose), une substance radioactive, pour détecter les changements dans le corps au niveau cellulaire.

test de suivi
Utilisé pour examiner les anomalies détectées lors d'un test de dépistage afin de déterminer si elles peuvent être cancéreuses.

tomodensitométrie à faible dose (TDMFD)
Examen qui utilise de plus faibles quantités de rayonnements qu'une TDM thoracique standard pour obtenir des clichés de l'intérieur du corps. Cet examen peut aider à détecter les premiers signes d'un cancer du poumon. La TDMFD est le premier examen d'un programme de dépistage du cancer du poumon.

tomodensitométrie (TDM)
Examen qui utilise de nombreux rayons X pour obtenir des clichés de l'intérieur du corps. Un produit de contraste est parfois utilisé avec les TDM.

trachée
Voie respiratoire menant aux poumons. Elle relie le larynx aux bronches souches. Certains nodules pulmonaires se trouvent à l'intérieur de la trachée.

Contributeurs du NCCN

Ce guide à destination des patients est basé sur les NCCN Clinical Practice Guidelines in Oncology (NCCN Guidelines®) pour le dépistage du cancer du poumon, version 1.2026. Il a été adapté, révisé et publié avec l'aide des personnes suivantes :

Dorothy A. Shead, MS
Senior Director
Patient Information Operations

Stephanie Levin
Medical Writer

Lisa Diehl
Production Layout Artist

Les NCCN Clinical Practice Guidelines in Oncology (NCCN Guidelines®) consacrées au dépistage du cancer du poumon version 1.2026 ont été élaborées par les membres du groupe d'experts du NCCN suivants :

Douglas E. Wood, MD/Chair
Fred Hutchinson Cancer Center

*Ella A. Kazerooni, MD, MS/Vice Chair
University of Michigan Rogel Cancer Center

Denise R. Aberle, MD
UCLA Jonsson
Comprehensive Cancer Center

Angela C. Argento, MD
Johns Hopkins Kimmel Cancer Center

Jonathan Baines, MD, PhD
Mayo Clinic Comprehensive Cancer Center

Brian Boer, MD, PhD
Fred & Pamela Buffett Cancer Center

Whitney Brandt, MD
Siteman Cancer Center at Barnes-Jewish Hospital and Washington University School of Medicine

Lisa M. Brown, MD, MAS
UC Davis Comprehensive Cancer Center

Jessica Donington, MD, MSCR
The UChicago Medicine
Comprehensive Cancer Center

*Georgie A. Eapen, MD
The University of Texas
MD Anderson Cancer Center

J. Scott Ferguson, MD
University of Wisconsin
Carbone Cancer Center

Lifang Hou, MD, PhD, MS
Robert H. Lurie Comprehensive Cancer Center of Northwestern University

Donald Klippenstein, MD
Moffitt Cancer Center

Ana S. Kolansky, MD
Abramson Cancer Center
at the University of Pennsylvania

Rohit Kumar, MD
Fox Chase Cancer Center

*Lorriana E. Leard, MD
UCSF Helen Diller Family
Comprehensive Cancer Center

Ann N. Leung, MD
Stanford Cancer Institute

Robert E. Merritt, MD
The Ohio State University Comprehensive Cancer Center - James Cancer Hospital and Solove Research Institute

*Kim Norris
Lung Cancer Foundation of America

Mark Onaitis, MD
UC San Diego Moores Cancer Center

Sudhakar Pipavath, MD
Fred Hutchinson Cancer Center

Dan Raz, MD, MAS
City of Hope National Medical Center

Chakravarthy Reddy, MD
Huntsman Cancer Institute
at the University of Utah

Mary E. Reid, PhD
Roswell Park Comprehensive Cancer Center

Kim L. Sandler, MD
Vanderbilt-Ingram Cancer Center

Jacob Sands, MD
Dana-Farber/Brigham and Women's Cancer Center |
Mass General Cancer Center

Matthew B. Schabath, PhD
Moffitt Cancer Center

Catherine R. Sears, MD
Indiana University Melvin and Bren Simon
Comprehensive Cancer Center

Jamie L. Studts, PhD
University of Colorado Cancer Center

Lynn Tanoue, MD
Yale Cancer Center/Smilow Cancer Hospital

Amber L. Thacker, MD
St. Jude Children's
Research Hospital/
The University of Tennessee
Health Science Center

Betty C. Tong, MD, MHS
Duke Cancer Institute

William D. Travis, MD
Memorial Sloan Kettering Cancer Center

*Qian Wang, MD, MPH
Case Comprehensive Cancer Center/
University Hospitals Seidman Cancer Center and Cleveland Clinic Taussig Cancer Institute

Kenneth Westover, MD, PhD
UT Southwestern Simmons
Comprehensive Cancer Center

Aline Zouk, MD
O'Neal Comprehensive
Cancer Center at UAB

NCCN

Beth McCullough, RN, BS
Guidelines Coordinator

Swathi Ramakrishnan, PhD
Oncology Scientist/Medical Writer

* A révisé ce guide à destination des patients. Pour les déclarations d'intérêt, rendez-vous sur NCCN.org/disclosures.

Centres de lutte contre le cancer du NCCN

Pour obtenir leurs coordonnées, rendez-vous sur NCCN.org/cancercenters.

Abramson Cancer Center
at the University of Pennsylvania
Philadelphie, Pennsylvanie

Case Comprehensive Cancer Center/
University Hospitals Seidman Cancer Center and
Cleveland Clinic Taussig Cancer Institute
Cleveland, Ohio

City of Hope National Medical Center
Duarte, Californie

Dana-Farber/Brigham and Women's Cancer Center |
Mass General Cancer Center
Boston, Massachusetts

Duke Cancer Institute
Durham, Caroline du Nord

Fox Chase Cancer Center
Philadelphie, Pennsylvanie

Fred & Pamela Buffett Cancer Center
Omaha, Nebraska

Fred Hutchinson Cancer Center
Seattle, Washington

Huntsman Cancer Institute at the University of Utah
Salt Lake City, Utah

Indiana University Melvin and Bren Simon
Comprehensive Cancer Center
Indianapolis, Indiana

Johns Hopkins Kimmel Cancer Center
Baltimore, Maryland

Mayo Clinic Comprehensive Cancer Center
Phoenix/Scottsdale, Arizona
Jacksonville, Floride
Rochester, Minnesota

Memorial Sloan Kettering Cancer Center
New York, New York

Moffitt Cancer Center
Tampa, Floride

O'Neal Comprehensive Cancer Center at UAB
Birmingham, Alabama

Robert H. Lurie Comprehensive Cancer Center
of Northwestern University
Chicago, Illinois

Roswell Park Comprehensive Cancer Center
Buffalo, New York

Siteman Cancer Center at Barnes-Jewish Hospital
and Washington University School of Medicine
St. Louis, Missouri

St. Jude Children's Research Hospital/
The University of Tennessee Health Science Center
Memphis, Tennessee

Stanford Cancer Institute
Stanford, Californie

The Ohio State University Comprehensive Cancer Center
-
James Cancer Hospital and Solove Research Institute
Columbus, Ohio

The UChicago Medicine Comprehensive Cancer Center
Chicago, Illinois

The University of Texas MD Anderson Cancer Center
Houston, Texas

UC Davis Comprehensive Cancer Center
Sacramento, Californie

UC San Diego Moores Cancer Center
La Jolla, Californie

UCLA Jonsson Comprehensive Cancer Center
Los Angeles, Californie

UCSF Helen Diller Family Comprehensive Cancer Center
San Francisco, Californie

University of Colorado Cancer Center
Aurora, Colorado

University of Michigan Rogel Cancer Center
Ann Arbor, Michigan

University of Wisconsin Carbone Cancer Center
Madison, Wisconsin

UT Southwestern Simmons
Comprehensive Cancer Center
Dallas, Texas

Vanderbilt-Ingram Cancer Center
Nashville, Tennessee

Yale Cancer Center/Smilow Cancer Hospital
New Haven, Connecticut

Notes

Index

Made in the USA
Monee, IL
05 November 2026

67382724R00033